아로니아와 자연치유

아로니아와 자연치유

6판 1쇄 발행	2012년 6월 25일
5판 발행	2012년 1월 4일
4판 발행	2011년 8월 1일
3판 발행	2010년 11월 3일
재판 발행	2010년 1월 22일
초판 발행	2008년 3월 3일
지은이	장봉근
출판등록	제2010-3210000-213773호
펴낸곳	JBK자연의학연구소
	www.JBKNMC.org
	02-3462-1192
인쇄	(주)팬다콤프로세스

ⓒ 장봉근 JBK자연의학연구소 2012
ISBN 978-89-966977-1-8 03510

책 값은 뒷표지에 있습니다.

아로니아와 자연치유

장봉근 지음

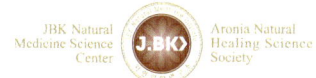

JBK Natural Medicine Science Center   Aronia Natural Healing Science Society

■ 추천의 글

"자연치유의 뛰어난 회복성을
체험하시기 바랍니다"

JBK 자연의학연구소 장봉근 원장님이 15년 동안 심혈을 기울여서 연구한 아로니아와 자연치유 관련 자료들을 모아 책으로 출판하신 것을 진심으로 축하드립니다.

JBK 장봉근 소장님은 불모지인 한국에 처음으로 아로니아를 소개한 분으로, 아로니아 자연치유학회와 JBK 자연의학연구소를 통해서 아로니아와 자연치유에 도움이 되는 많은 정보들과 제품들을 보급하였습니다.

어려운 난관 속에서 연구하신 자료들을 모아 환자들과 정보를 공유하는 뜻에서 책을 출판하게 되었습니다. 이번에 내놓은 귀중한 자료들을 통해서 많은 환자들이 아로니아와 자연치유의 위대함을 알고 건강관리의 지표로 삼았으면 합니다.

저는 JBK 장봉근 소장님을 통해서 1년 전부터 아로니아를 복용하고 있습니다.

당뇨, 심근경색, 대상포진, 뇌경색 등 지병을 네 가지나 앓고 있었던 저는, 처음에는 아로니아의 자연치유 능력을 지금처럼 믿지는 못했습니다. 하지만 아로니아를 1년 복용하는 동안 제 건강이 많이 회복되었고, 아로니아을 복용한 수 많은 환자들이 고통으로부터 벗어나는 것을 직접 체험하면서 지금은 아로니아의 자연치유 능력을 확신하고 있습니다.

앞으로 많은 분들이 이 책에 담겨져 있는 자료를 통해서 자연치유의 뛰어난 회복성을 체험하시기 바랍니다. 자연치유는 본인의 확고한 믿음이 있어야 합니다.

모든 고통 중에 있는 환자들이 「아로니아와 자연치유」를 통해서 행복한 삶을 찾으시기를 기원합니다.

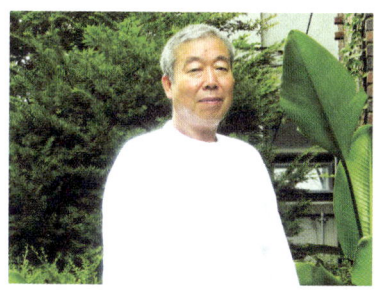

글라렛 선교수도회 남평 영성의 집 원장
주 바오로 수사

◨ 들어가는 글

"자연의학은 본래의 자연치유력을 회복시키는 요법으로 병을 치료한다"

얼마 전 통계청이 발표한 자료에 의하면 암이 사망률 1위를 차지하고, 2위는 뇌심혈관질환, 3위는 당뇨병 순으로 나타났습니다.

현재 국내에는 약 100만여 명의 암 환자와 약 1,500만 명의 뇌심혈관 및 당뇨병 환자가 있는 것으로 추정됩니다. 그리고 해마다 20만여 명의 새로운 암 환자와 100만 명의 뇌심혈관 환자, 50만 명의 당뇨병 환자가 발생하고 있습니다.

그리고 매년 약 10만여 명이 암으로 숨지고 있으며 약 10만여 명이 당뇨병과 뇌심혈관 관련 질환으로 세상을 떠나고 있습니다. 이 중 심장마비 등의 돌연사로 약 2만 명 이상이 사망하는 것으로 추정됩니다. 전체 사망자의 70% 이상에 해당하는 무려 20만여 명이 위 만성질환으로 사망하고 있는 것입니다.

해마다 만성질환의 환자수와 사망자수는 무서운 속도로 증가하고 있습니다. 지난 100여 년간 서양의학이 비약적으로 발달했음에도 불구하고 암, 뇌심혈관질환, 당뇨병, 교원병 등의 만성질환이 줄지 않고 증가하는 이유가 무엇일까요?

그 이유는 서양의학의 치료방법은 원인을 치료하기보다는 주로 증상을 치료하는 대증요법에 중심을 두고 있기 때문입니다. 항암제, 해열진통제, 소염제, 진해거담제, 항히스타민제, 스테로이드제, 혈압강하제, 혈당강하제, 안정제, 면역억제제 등이 병원에서 주로 처방되는 대증요법제들입니다.

위와 같은 대증요법제는 신속하게 증상을 억제시키는 효과는 있지만 장기간 복용할 경우 혈류를 저하시키고 혈독을 증가시켜 고혈압과 염증질환을 유발합니다. 또한, 치명적인 면역저하를 초래하여 교원병과 암을 유발하기도 합니다. '만성두통의 원인은 두통약이다', '재발성 암의 원인은 항암제다'라는 말은 이러한 대증요법제의 심각한 부작용을 잘 표현하고 있습니다.

갈수록 증가하는 만성질환에 대하여 서양의학은 이미 두 손을 든 상태입니다. 급성질환과 응급상황에서 서양의학은 대단한 위력을 발휘하고 있지만 만성질환의 경우에는 속수무책인 것입니다. 자연치유력과 생명력을 무시하고 일방적인 증상억제요법으로 일관했던 서양의학은 그 대가를 혹독하게 치루고 있는 것입니다. 이 시점에서 자연치유력과 생명력을 중시하는 자연의학이 나서야 할 때입니다.

자연의학은 증상보다는 원인치료를 중시합니다. 병은 대부분 비(非)자연적인 스트레스와 독소가 원인이 되어 발생합니다. 자연의 일부인 인간에게 스트레스나 독소 등의 비자연적인 요소가 많아지면 생명력이 고갈되어 병에 걸립니다. 자연의학은 인간이 가진 본래의 자연치유력을 회복시키는 요법으로 병을 치료합니다.

자연의학은 과학적으로 효과가 입증된 약용식물요법과 임상영양요법 등의 비독성 자연요법을 통해서 만성병의 치료방법을 확실하게 제시하고 있습니다. 또한 자연의학은 병의 예방에 가장 유용한 예방의학이자 기존 의학의 부작용을 경감시키는 보완의학으로서 중요한 위치를 차지하게 될 것입니다.

이번에 출간하는 「아로니아와 자연치유」는 약용식물인 아로니아와 자연치유요법이 병의 예방과 치료에 얼마나 유용한지 일반인들에게 널리 알릴 목적으로 집필하였습니다.

저는 이 책을 통해서 여러분들에게 자연치유력이 건강유지와 질병치료의 유일한 열쇠라는 자연의 섭리를 알려드리고자 합니다. 이 책은 지난 15년 간의 방대한 연구와 과학적 정보를 바탕으로 쓰였으며 자연치유 관련서적 중에서 가장 철저히 연구되고 참고할 만한 책이라고 자부합니다.

또한 이 책은 단순한 의학정보 전달용이 아니라 바쁜 생활 속에서 각자의 건강과 만성질환을 관리하는데 꼭 필요한 자연치유요법의 지침서가 될 것이라 확신합니다.

우리 몸에는 약 100조 개의 세포가 있으며 날마다 100만 개의 새로운 암세포와 10억 개의 염증세포가 생기고 있습니다. 그리고 매일 3,000억 개의 세포가 죽습니다. 하지만 자연치유력이 뛰어난 사람은 병에 걸리지 않습니다. 매일매일 건강한 백혈구가 암세포와 염증세포를 완전히 제거하고, 줄기세포가 신속하게 죽은 세포를 대체하기 때문입니다.

이 책에 기술한 아로니아·자연치유·인체 중요 시스템·자연치유 핵심물질·자연치유 프로그램·만성질환과 자연치유·아로니아 C3G 체험사례 등 총 7개 파트를 정독하고 일상생활에서 실천한다면 약해진 자연치유력이 회복되어 생명력과 활력이 넘치는 건강한 삶을 누릴 수 있을 것입니다.

특히 이 책의 뒷부분에 수록된 수십 편의 체험사례는 무엇보다도 값진 자연치유 임상경험이므로 환자들과 보호자들은 본문을 읽기 전에 먼저 정독하시길 바랍니다.

◼ 감사의 글

추위와 눈보라를 묵묵히 이겨내고 꽃을 피운 인동초처럼 긴 시련의 겨울을 나고 마침내 이 책을 내놓게 되니 지난 고락의 시간들이 떠올라 감회가 무척이나 새롭습니다.
이 책은 아로니아의 우수성과 자연치유력의 위대함을 세상에 널리 알려 병에 걸려 고통받는 모든 분들에게 치유의 새로운 희망과 기회를 드리고자 쓰여졌습니다.
이 책에서 주장하고 있는 자연의학과 자연치유력은 병을 치료할 뿐만 아니라 실제로 사람의 삶과 운명을 바꿀 수 있는 큰 힘을 지니고 있습니다. 저 또한 자연의학을 공부하면서 철학과 삶이 크게 바뀌었습니다.
이 책이 완성되기까지 많은 분들의 도움을 받았으며, 특히 글라렛 수도원 주바오로 수사님과 가족들의 변함없는 지지와 신뢰는 가장 큰 도움이 되었습니다.

그 외에 아로니아 연구개발에 도움을 주신 삼성의료원 박정의교수님, 삼성의료원 이복수박사님, 한림대학교 한상진교수님, 경희대학교 홍종기교수님, 경희대학교 김형민교수님, 세명대학교 고성권교수님, 바르샤바의과대학 마렉교수님, 바르샤바의과대학 바버교수님, 아그로팜 마렉, 아그로팜 안나, 아그로팜 도로타, 한국경제신문 정종호기자님, 대산 전영재대표님, 임경미대표님, 면역과학연구소 김조헌대표님, 메누하 양정임대표님, 이상환대표님, 백승태대표님, 김용근이사님, 김호연이사님, 이강엽차장님에게 진심으로 감사의 말씀을 드립니다.

■ 일러두기

1. 파트 1 "아로니아" 편에서는 아로니아의 개요·아로니아의 특징·자연치유물질 아로니아 C3G·아로니아 C3G의 약리작용·아로니아 C3G와 프리라디칼·아로니아 C3G의 다양한 효과·아로니아 C3G의 임상논문으로 분류하여 지난 15년 간의 아로니아 연구자료를 일목요연하게 정리했다.

2. 파트 2 "자연치유" 편에서는 자연의학과 현대의학·자연치유요법과 대증치료요법·질병발생기전·자연치유기전·자연치유 3요소·자연치유 원칙·상사이론·치유반응·자연치유의 12가지 적·암치유의 5가지 적 등 총 10가지로 분류하여 병리론과 자연치유개론을 설명했다.

3. 파트 3 "인체중요시스템" 편에서는 자연치유에 필수적인 인체구성기관과 그 기능에 대하여 세포·백혈구·골수·흉선·심장·위장·췌장·간·폐·신장·피부·뇌·자율신경 등 총 13가지로 분류하여 정리했다.

4. 파트 4 "자연치유 핵심물질"편에서는 자연치유 3요소인 백혈구·효소·줄기세포를 활성화시키는 자연치유 핵심물질인 아로니아 C3G·노유파 지방산·바이오 크로마틴·파이토 SOD·바이오 비타민C·바이오 화이바·바이오 미라클엔자임·바이오 엽록소의 총 8가지로 요약하여 설명했다.

5. 파트 5 "아로니아 자연치유프로그램"에서는 아로니아 C3G를 핵심으로 개발한 면역요법·혈류요법·해독요법·복구요법·소화요법·장수요법·체온요법·온열요법·신경요법·항비만요법·항당뇨요법·항방사선요법·항스트레스요법·아로니아 관장요법·식이요법·아로니아 생즙요법의 총 16가지의 자연치유요법으로 나누어 정리했다.

6. 파트 6 "만성질환과 자연치유"에서는 암·뇌심혈관질환·당뇨병·기타 만성질환(14가지 질환)에 대한 개요와 자연치유요법에 대해서 요약 설명했다.

7. 파트7 "아로니아 C3G 체험사례"에서는 현재 고통받는 만성질환 환자들의 치료에 도움이 될 수 있도록 암·뇌심혈관질환·당뇨·관절염·알레르기·비만질환·간기능 저하·기타 만성질환 등으로 분류하여 소중한 아로니아 체험수기를 모아 정리했다.

8. 부록편으로 책 맨 끝에 재미있고 유익한 인체상식 33가지를 실었다.

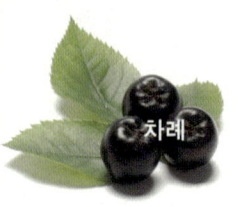

차례

1. 아로니아
- 특징 **20**
- 주요성분 **21**
- 아로니아 안토시아닌 **26**
- 강력한 자연치유물질 아로니아 C3G **27**
- 아로니아 C3G의 4대 약리작용 **28**
- 아로니아 C3G와 프리라디칼 **30**
- 아로니아 C3G의 다양한 효과 **39**
- 아로니아 C3G의 연구임상논문 **95**

2. 자연치유
- 자연의학과 현대의학 **111**
- 자연치유요법과 대증치료요법 **113**
- 질병발생기전 **119**
- 자연치유기전 **128**
- 자연치유력의 3요소 **130**
- 자연치유원칙 **136**
- 상사이론 **139**
- 치유반응 **140**
- 자연치유의 12가지 적 **141**
- 암치유의 5가지 적 **143**

3. 인체중요시스템

- 세포 **149**
- 백혈구 **153**
- 골수 **155**
- 흉선 **155**
- 심장 **157**
- 위장 **158**
- 췌장 **161**
- 간 **162**
- 폐 **165**
- 신장 **166**
- 피부 **168**
- 뇌 **169**
- 자율신경 **170**

4. 자연치유 핵심물질

- 아로니아 C3G **173**
- 노유파 지방산 **173**
- 바이오 크로마틴 **174**
- 파이토 SOD **175**
- 바이오 비타민C **175**
- 바이오 화이바 **175**
- 바이오 미라클엔자임 **176**
- 바이오 엽록소 **177**

5. 아로니아 자연치유 프로그램

면역요법 180

혈류요법 182

해독요법 184

복구요법 185

소화요법 186

장수요법 186

체온요법 188

온열요법 190

신경요법 193

항비만요법 194

항당뇨요법 196

항방사선요법 197

항스트레스요법 198

아로니아 관장요법 200

식이요법 202

아로니아 생즙요법 203

6. 만성질환과 자연치유

암 211

뇌심혈관질환 214

당뇨 216

기타 만성질환 219

아로니아 C3G 체험사례

추천의 글 **227**

암 **228**

뇌심혈관질환 **252**

당뇨 및 당뇨합병증 **271**

관절염, 전신염증 및 통증질환 **280**

알레르기, 아토피질환 **299**

비만질환 **318**

간기능 저하, 만성피로, 중독 등 **325**

기타 만성질환 **335**

인체상식 33가지 **353**

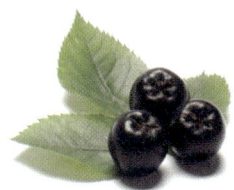

1
아로니아

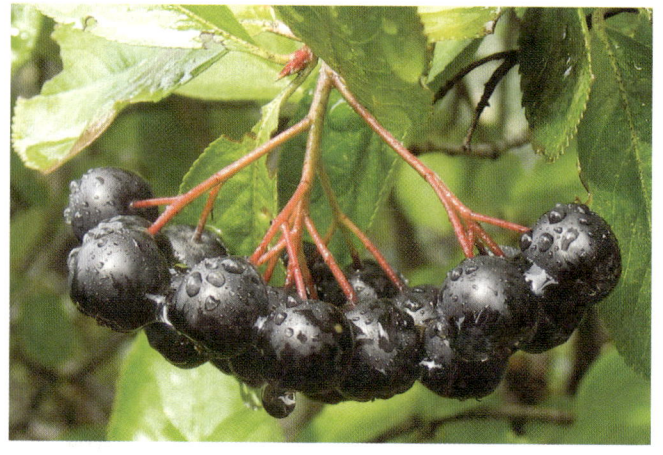

동양의 만병통치약이 인삼$^{Panax\ ginseng}$이라면 유럽의 만병통치약은 아로니아$^{Aronia\ melanocarpa}$라고 불리울 정도로 아로니아의 효능은 다양하며 탁월한 것으로 알려져 있다.

특히 아로니아는 1986년 우크라이나 체르노빌에서 발생한 지구 역사상 가장 큰 원자력발전소 폭발사고에서 유일하게 살아남아 방사선에 피폭된 사람들을 치료한 식물로 유명하다.

아로니아$^{학명:\ Aronia\ melanocarpa}$는 장미과^{Rosaceae}에 속하는 다년생 관목으로 유럽과 미국에서는 블랙초크베리^{Blackchokeberry}, 초크베리^{Chokeberry}, 킹스베리^{Kingsberry} 등으로 불린다. 국내에서는 단나무, 단열매로도 불린다. 동유럽과 북아메리카가 원산지이며 나무의 수명은 약 20년 정도이며 길이는 약 3미터까지 자란다.

주로 열매가 약용으로 사용되며 열매의 껍질과 과육은 진한 적자색 색소를 함유한다. 중금속의 오염이 없는 청정토양, 4개월 이상의 혹설과 영하 20도 이상의 추위, 5개월간의 햇빛 자외선과 가뭄 그리고 바람 등은 아로니아의 독특한 성분과 품질을 결정한다. 동유럽의 폴란드는 이러한 최적의 토양과 기후조건을 가지고 최고의 아로니아 열매를 생산한다. 다 익은 아로니아 열매는 단맛과 신맛 그리고 떫은 맛의 세 가지의 맛을 가지고 있다.

아로니아의 단맛(과당과 포도당)은 위장의 분비와 배설능력을 증가시키고, 신맛(구연산과 비타민C)은 간의 해독력을 도우며, 떫은 맛(안토시아닌과 카테킨)은 면역계와 심혈관계의 기능을 도와준다.

새와 들짐승들이 익기 전의 아로니아 열매를 섭취하면 질식해 바로 기절할 정도로 그 맛이 매우 떫기 때문에 질식시키다(choke)라는 의미를 내포한 초크베리 Chokeberry 또는 블랙초크베리 Blackchokeberry 라고도 불리는 것이다.

특징

아로니아는 안토시아닌 함유량이 베리류 열매 중 자연계 최고를 자랑하며 카테킨과 클로르겐산 함유량도 단연 최고다. 식물은 동물처럼 움직이지 못하기 때문에 햇빛과 병충해로부터 자신을 보호하기 위한 방어물질, 즉 식물성 면역물질을 생산해낸다.

식물성 면역물질은 주로 열매 표면에 집중적으로 분포되어 햇빛 자외선과 병충해로부터 열매 속 종자를 보호하는 것이다. 특히 아로니아의 가혹한 야생환경은 천연색소배당체인 시아닌이라는 강력한 식물성 면역물질을 진화시켰다.

아로니아는 혹독한 추위와 눈, 우기 없는 지독한 가뭄, 살인적인 자외선과 거센 바람 등을 극복하는 과정에서 자신만의 독특하고 강력한 면역물질인 C3G를 만들어낸 것이다.

주요성분

1) 주요 폴리페놀 성분

(1) 시아닌

아로니아 열매 안에 함유된 안토시아닌은 자연계에서 유일하게 100% 시아닌 계열의 안토시아닌으로 C3G라고도 불리운다. 시아닌은 아글리콘과 당으로 결합된 배당체로써 자연계 최고의 시아니딘 함량을 자랑하며 아로니아 열매의 대표적인 효능과 고유의 색인 빨강색을 나타낸다. 자연계에서는 유일하게 시아니딘-3-O-xyloside를 함유하고 있다.

안토시아닌 구조식

R3′	R5′	Anthocyanidin
H	H	Pelargonidin
H	OH	Cyanidin
OH	OH	Delphindin
OCH$_3$	OCH$_3$	Malvidin
OCH$_3$	H	Peonidin
OCH$_3$	OH	Petunidin

(2) 카테킨 : 에피카테킨, 에피갈로카테킨

카테킨은 녹차에서 발견된 폴리페놀의 일종으로 주로 생명체의 방어기능 및 해독기능을 대표하는 중요한 물질이며, 최근 연구논문에 의하면 아로니아가 아사이베리의 400배 이상의 카테킨과 폴리페놀을 함유한 것으로 밝혀졌다.

(3)탄닌(카테킨 종합체)
탄닌은 카테킨이 2개 이상 중합된 복합물질로써 카테킨과 약리적, 물리적, 화학적 성질이 거의 비슷하다.

카테킨 구조식

탄닌 구조식

(4) 클로르겐산

클로르겐산은 커피, 녹차와 사과 등에 함유된 폴리페놀의 일종으로 주로 당뇨병, 세균 및 바이러스 질환 등에 뛰어난 효능이 보고되고 있으며 특히 타 베리류보다 아로니아에 월등하게 많이 함유되어 있다.

클로르겐산 구조식

2)주요 카로티노이드류

(1)크산토필류 : 루테인, 크립토크산틴

루테인과 크산틴은 카로티노이드의 일종으로 항산화작용, 시력개선작용, 면역강화작용 등이 뛰어난 물질로 아로니아에 다량 함유되어 있다.

카로티노이드의 종류

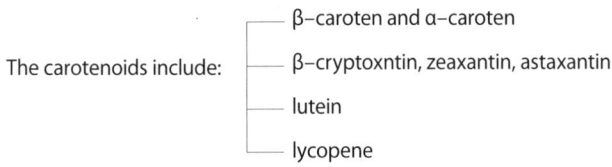

(2)카로틴류 : 베타카로틴, 라이코펜

베타카로틴은 당근에 함유된 폴리페놀의 일종으로 항산화작용과 항암작용, 시력개선작용 등이 뛰어난 카로티노이드이며, 라이코펜은 토마토에 함유된 플라보노이드의 일종으로 비뇨기 및 전립선 질환에 탁월한 효능이 있다고 밝혀져 있다.

베타카로틴의 구조식

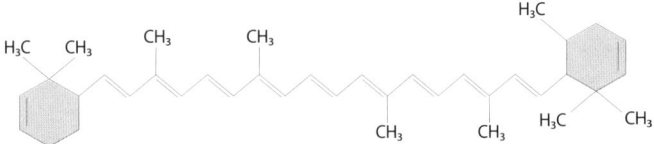

3) 기타 성분

• 천연 비타민

비타민A, 비타민B군, 비타민C, 비타민D, 비타민E, 비타민F, 비타민P 등

• 천연 미네랄

Ca, Mg, Cu, Zn, Co, Mn, Fe 등

• 필수 불포화지방산

오메가3(ALA), 오메가6(LA), 오메가9(OA)

오메가3, 오메가6, 오메가9은 세포막의 중요한 구성성분이며 특히 오메가3와 오메가6는 면역 및 대사조절 호르몬인 프로스타글라딘E의 원료가 되어 염증, 혈압, 혈당 등 우리 몸의 기능 및 대사를 조절하는 중요한 역할을 한다.

아로니아 안토시아닌

안토시아닌은 꽃이라는 의미의 안토스(anthos)와 파란색을 뜻하는 시아노스(cyanos)라는 그리스어의 조합으로 주로 식물의 열매, 꽃, 줄기에 다량 존재하며 현재까지 약 600여 종이 발견되었다.

안토시아닌은 자연상태에서 아글리콘(aglycon)이라고 불리우는 안토시아니딘과 당으로 구성된 천연색소배당체로 존재하며, 식물체 내에서 주요한 방어물질과 유인물질로 작용한다. 식물은 동물처럼 근육과 골격이 없어 움직일 수 없기 때문에 자외선과 병균으로부터 자신을 보호하기 위해서 열매와 줄기에서 색소를 생성하며, 또한 식물종의 번식에 필요한 벌과 나비를 유인하기 위해서 꽃잎의 색소를 이용하는 것이다.

아로니아, 블루베리, 아사이베리, 크랜베리, 스트로베리, 라즈베리 등의 베리류는 타 열매와 비교해서 매우 높은 안토시아닌을 함유한다.

특히 아로니아는 블루베리의 5~25배, 아사이베리의 10~30배, 크랜베리의 10배, 라즈베리의 20배, 포도의 80배 이상의 안토시아닌을 함유하고 있어 현존하는 최고의 안토시아닌 열매로 인정받고 있다. 타 베리류와 비교할 수 없을 정도로 많은 아로니아의 안토시아닌 함량은 아마도 혹독한 야생의 생육환경과 오랜 기간의 진화로 만들어진 독특한 유전자 때문인 듯하다.

안토시아닌 함량 비교 그래프

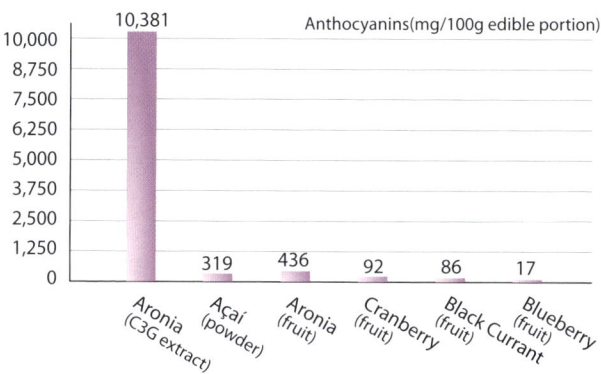

강력한 자연치유물질 아로니아 C3G

아로니아 열매에 함유된 안토시아닌의 일종인 시아닌은 자연상태에서 적색으로 존재하며 C3G(cyanidine-3-O-glycoside)라고도 불리운다.

C3G(cyanidine-3-O-glycoside) 구조식

C3G는 시아니딘(아글리콘)과 당이 결합된 천연색소배당체로 아로니아에 존재하는 유일한 안토시아닌이며 다른 안토시아닌에 비해서 그 효과가 월등하다.

아로니아에 함유된 C3G는 강력한 식물성 자연치유물질로써 자외선, 중금속, 노폐물, 바이러스, 세균 등의 다양한 독소들로부터 세포를 보호하고, 세포의 성장과 분열을 조절하는 세포신호전달물질(CSM)*로 작용하는 등 체내에서 세포의 방어와 대사기능을 조절하는 팔면육비*의 다양한 역할을 한다.

* **팔면육비(八面六臂)** 여덟개의 얼굴과 여섯개의 팔이라는 뜻으로 언제 어디서 어떤 일에 부딪치더라도 능히 처리하여 내는 수완과 능력을 이르는 말.
* CSM(cell signaling molecule) 세포의 분열, 성장, 사멸, 대사를 조절하는 세포신호전달분자를 말한다.

아로니아 C3G의 4대 약리작용

암을 비롯한 동맥경화, 고혈압, 당뇨병, 관절염, 간경화, 노화 등 대부분의 만성퇴행성질환은 스트레스와 독소에 의해서 발생한다.

스트레스와 독소는 조직세포의 생체막과 미토콘드리아와 핵의 유전자를 산화·변이시켜 암과 염증을 유발하고, 혈관·장관·분비샘·선조직을 수축시켜 고혈압·당뇨병·저산소증·저체온증을 유발하며, 손상된 조직세포의 복구를 담당하는 성체 줄기세포를 손상시켜 질병을 만성화시킨다.

이때 아로니아 C3G는 ①각종 유해산소와 산화독소로 이루어진 독소(혈독·림프독·장독·말초혈액공간독)을 제거하여 세포를 보호하고 ②각종 스트레스와 독소에 의해서 수축된 혈관·림프관·장관·분비샘·선조직을 확장하고 저하된 혈류량을 증가시키며 ③저하된 백혈구 능력과 숫자를 증가시키고 ④면역 및 조직의 줄기세포를 활성화시키는 강력한 자연치유 물질로 작용한다.

혈독
①OX-LDL(산화 콜레스테롤)-유해산소에 의해서 산화된 콜레스테롤
②AGEs(최종당화산물)-혈당이 결합하여 변형된 생체단백질(효소, 호르몬, 수용체 등)
③중금속-수은·비소·납·카드뮴·니켈·알루미늄
④간 유독물-유독화학물질·농약·약물·알코올·유기용매·첨가물
⑤단백질대사 분해산물-아민·암모니아·요산·페놀·유화수소·인돌·스카톨
⑥미생물 성분-세균·바이러스·세균내 독소
  위 혈액독소는 혈액을 타고 온몸을 돌면서 혈구와 조직세포를 파괴시켜 염증과 종양을 유발한다.

아로니아 C3G와 프리라디칼

프리라디칼(free radical)은 유해산소와 산화독소를 말하며 자유기(自由基), 유리기(遊離基)라고 불린다. 프리라디칼은 고립된 전자를 가진 공격성이 강한 산화성 물질이다. 예를 들면, 사과껍질을 벗겨 놓은 상태에서 사과과육은 공기 중 프리라디칼의 공격을 받아 산화되어 갈색으로 변한다. 하지만 사과과육에 비타민C를 발라 놓으면 비타민C가 프리라디칼의 공격을 차단시켜 사과과육이 갈색으로 변하지 않는다.

이처럼 사과의 껍질은 비타민C처럼 프리라디칼로부터 사과를 보호하는 역할을 하는데, 사과뿐만 아니라 모든 식물 열매의 껍질은 외부의 프리라디칼로부터 그 자신를 보호하는 매우 훌륭한 항산화성분을 함유하고 있다.

활성산소라고도 불리우는 유해산소는 우리가 호흡한 산소가 에너지를 만들고 물로 환원되는 과정에서 나타나는 수천 배 산화력이 높은 산소 찌꺼기다. 대부분이 몸 속에서 자연 발생되지만 스트레스·자외선·세균침투·약물·중금속·알코올·흡연 등에 의해서도 나타난다. 유해산소는 적당량이 있으면 세균이나 이물질로부터 몸을 지키지만 너무 많이 발생하면 정상세포까지 무차별 공격하여 각종 질병과 노화의 주범이 된다.

산소의 양면성

1. 산소는 에너지 생성에 없어서는 안 되는 필수적인 물질이다.
인간은 산소를 흡입하여 심장, 혈관, 적혈구, 폐 등의 다양한 세포의 미토콘드리아에 전달한다. 미토콘드리아에 전달된 산소는 에너지 생성의 마지막 단계에서 폐기 직전의 전자를 만나 환원된 후 수소이온과 합쳐져 물을 만든다. 만일 산소가 부족하다면 TCA회로와 전자전달계가 멈추고 ATP 생산이 중단되어 세포는 죽게 된다.

2. 유해산소는 에너지 생성과정에서 필연적으로 발생하는 물질이다.
세포호흡 과정을 거치는 전자의 약 2~5%가 세포호흡 시스템에서 이탈한 후 주변 산소와 결합하여 각종 세포를 파괴시키는 유해산소를 만든다. 건강한 상태라면 과잉 발생하는 대부분의 유해산소는 SOD효소에 의해서 제거되어진다.

산화독소

산화독소란 체내 또는 체외에서 유해산소를 유발하는 물질과 유해산소가 2차적으로 만드는 산화력이 강한 물질을 말한다. 예를 들면, 자외선, 중금속, 산화콜레스테롤, 과산화지질, 말론디알데하이드, 이소프로스탄 등이 있다.

즉, 환경오염과 화학물질·자외선·혈액순환장애·스트레스 등으로 과잉 생산된 유해산소는 인체의 정상적인 DNA와 세포조직을 공격한다.

유해산소는 DNA의 유전정보를 파괴하고 세포막을 붕괴시키며 비정상적인 세포단백질을 형성한다. 체내에서 가장 많이 생기는 유해산소는 세포에서 에너지를 만들 때 미토콘드리아에서 부수적으로 발생하는 슈퍼옥사이드(superoxide ion)라는 유해산소다.

건강한 경우 인체 내에서 생성된 유해산소는 생체 항산화효소인 SOD(superoxide dismutase)에 의해서 제거되지만, 스트레스로 과잉 생산되거나 노화로 SOD의 생성이 부족한 경우 과량 생산된 유해산소는 인체 세포를 파괴시켜 질병을 유발하게 된다.

인체 내에서 유해산소에 의한 이런 반응이 지속될 경우 정상적인 세포가 손상되어 염증과 경화가 유발되거나 심지어 핵과 미토콘드리아의 유전자까지도 변형되어 암세포가 발생하는 것이다.

암과 만성질환 등 현대병의 90퍼센트 이상이 유해산소와 산화독소가 원인이며, 노화의 원인설로 가장 강력하게 대두되고 있는 것이 유해산소이론이다. 따라서 이러한 질병에 걸리지 않으려면 매일매일 몸속의 유해산소를 제거하면 된다.

유해산소를 없애주는 물질인 항산화 물질은 비타민A·비타민E·비타민C·비타민P·셀렌·글루타티온 등이 있지만 최근의 연구결과 오디·블루베리 등의 베리류에 함유된 색소배당체인 안토시아닌이 가장 강력한 유해산소 제거물질로 보고되었으며, 이 중에서도 아로니아 열매에 함유된 안토시아닌인 아로니아 C3G가 자연계에 존재하는 가장 뛰어난 천연 항산화물

활성산소의 발생 원인과 그 영향

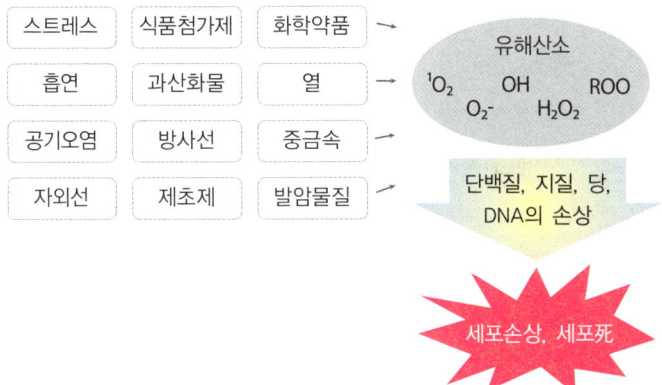

질로 밝혀졌다.

현존하는 최상의 천연 항산화물질로 평가받고 있는 아로니아 C3G는 세포파괴의 주범인 유해산소(슈퍼옥사이드이온, 과산화수소, 하이드록시라디칼, 일중항산소, 지질과산화라디칼)와, 공범인 산화독소(중금속, 금속, 약물, 과산화지질, 산화콜레스테롤 등)를 직접 찾아 신속하게 분해할 뿐만 아니라 항산화효소 및 항산화물질과 유기적으로 협력하여 치명적인 프리라디칼을 제거하는 등 100조 개의 거대한 인체세포망을 보호하는 전체 세포방어시스템에 없어서는 안될 핵심물질이다.

1. 프리라디칼의 종류

①수퍼옥사이드(Superoxide)

산소호흡을 통하여 미토콘드리아에서 가장 먼저 만들어지며 마스터 산소 라디칼(master oxygen radical)이라고 한다. 산소 분자에 전자가 한 개 더 붙어있는 형태다. 파괴력이 매우 높고 아주 쉽게 과산화수소로 변신하여 수산기(hydroxyl radical)를 만들어 낸다.

$$O_2 \xrightarrow{e^-} O_2^- \quad \text{(superoxide anion)} \quad t\frac{1}{2} \approx 10^{-5}$$

②하이드록실 라디칼(Hydroxyl Radicals)

가장 파괴력이 강한 프리라디칼이며 수소와 산소가 같은 비율로 구성되어 있다. 반응속도가 1억분의 1초로 매우 빠르며 다른 분자와 접촉하는 순간 찰나 전자를 빼앗아 완전히 파괴시킨다. 하나의 수소원자에 하나의 산소원자가 결합된 구조로 ·OH로 표기한다. 하이드록실기를 갖는 무기화합물은 염기성을 띠며, 하이드록실기를 갖는 유기화합물은 알코올류로 분류된다.

$$H_2O_2 \xrightarrow[e^-]{Fe^{2+} \to Fe^{3+}} \cdot OH + OH^-$$

$$H_2O_2 + O_2^- \longrightarrow \cdot OH + OH^- + O_2$$

③과산화수소(Hydrogen Peroxide)

과산화수소 자체는 독성이 적지만 노화된 세포나 조직에 많이 존재하는 유리 철분자나 구리분자와 반응하여 가장 악명 높은 하이드록실 라디칼을 생성한다.

$$2O_2^- + 2H+ \xrightarrow{SOD} H_2O_2 + O_2$$

④지질과산화 라디칼(Lipid Peroxy Radical)

유해산소가 세포막의 지방산을 공격할 때 만들어진다. 지질과산화 작용이 진행되는 동안 세포막을 통과하여 치명적인 연쇄반응을 개시한다. 이때 지방 분자는 무수한 프리라디칼을 방출한다. 실온에서 방치된 육류가 상하는 현상이 그 예다.

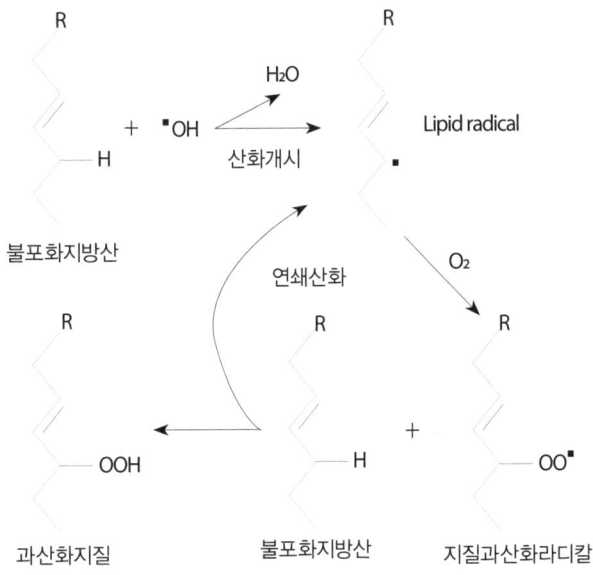

⑤ 일중항 산소(Singlet Oxygen)

피부를 구성하는 단백질 분자가 태양 광선의 자외선을 받으면 흥분되어 프리라디칼을 생성한다. 수명이 100만분의 1초로 아주 짧지만 피부에 손상을 주어 피부암의 원인이 된다.

$$O_2 \xrightarrow{\text{자외선, 방사선}} {}^1O_2 \quad \text{(singlet oxygen)} \quad t\frac{1}{2} \approx 10^{-6}s$$

2. 프리라디칼의 제거물질

유해산소 종류		유해산소 제거물질
O_2^-	Superoxide	SOD · C3G
H_2O_2	Hydrogen Peroxide	C3G·GPX · CTS
·OH	Hydroxy Radical	C3G · VitE
$^1O_2$	singlet oxygen	C3G
ROO·	Lipid Peroxy Radical	C3G · GPX

3대 항산화효소

SOD : super oxide dismutase
CTS : catalase
GPX : glutathione peroxidase

프리라디칼의 생성원인과 작용

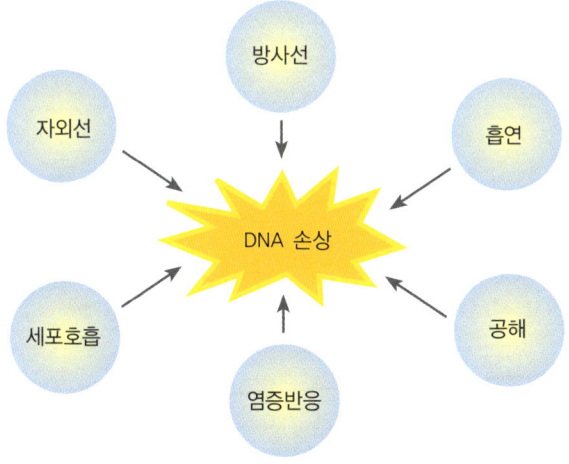

아로니아 C3G의 항산화효과
①유해산소를 제거한다.
②산화력이 큰 금속이온을 킬레이트하여 배출한다.
③다른 항산화제와 상승작용을 한다.
④산화반응을 촉진하는 물질을 제거한다.
⑤산화촉진 전효소를 억제한다.
⑥항산화효소의 생성을 유도한다.

아로니아 C3G의 다양한 효과

1. 암과 C3G

스트레스와 독소로 인한 면역세포와 조직세포의 산화적 손상oxidative damage·유전자 변이gene mutation·혈관수축·산소부족·저체온 상태는 인체의 자연치유력을 현저하게 감소시켜 200여 종의 치명적인 암양성종양·악성종양·암소을 유발한다.

① 발암독소 제거작용

유해산소와 산화독소 등의 혈액독소 즉, 혈독은 정상세포의 세포막·미토콘드리아·핵을 손상시켜 다양한 암을 유발하는 치명적인 발암물질로 작용한다. 아로니아 C3G는 발암독소인 혈독을 신속하게 제거시켜 암세포의 생성을 강력하게 예방한다.

② 암세포 억제작용

암세포는 죽지 않고 계속 분열하는 불멸의 세포다. 아로니아 C3G는 암세포의 분열과 성장을 직접 억제하는 세포신호전달분자CSM cell signaling molecule로 작용하여 암세포의 성장을 강력하게 억제한다.

③ 신생혈관angiogenesis 억제작용

저산소와 저체온의 환경에서 암세포는 새로운 미세혈관을 만들어 성장한다. 아로니아 C3G는 신생혈관의 생성을 강력하게 억제하는 세포신호전달분자 CSM cell signaling molecule 로 작용하여 암세포의 성장과 전이를 강력하게 억제한다.

암세포의 혈관신생을 억제하는 아로니아 C3G의 효능
(Influence of aronia C3G on reaction of cutaneous lymphocyte-induced angiogenesis in mice)

Experimental group	Test number	n±SE	Statistical significance
1. Group	14	14.8 ± 2.7	ns
2. Group	14	4.85 ± 2.38	ns
3. Group	14	3.77 ± 2.49	ns
4. Group	14	28.9 ± 7.57	**p< 0.001
5. Group	14	10.2 ± 2.77	*p<0.001

n - average number of the newly formed blood vessels

** $p < 0.001$ statistically significant difference between results fort the Groups 1. and 4.

* $p < 0.001$ statistically significant difference between results fort the Groups 4. and 5.

④ 암세포 자살 cancer apoptosis 유도작용

모든 암세포는 스스로 죽음을 선택할 수 있다. 아로니아 C3G는 암세포의 자살을 유도하는 세포신호전달분자 CSM cell signaling molecule 로 작용하여 암의 성장을 억제시키고 자살을 유도한다.

세포신호전달분자^{CSM cell signaling molecule}의 작용 메커니즘

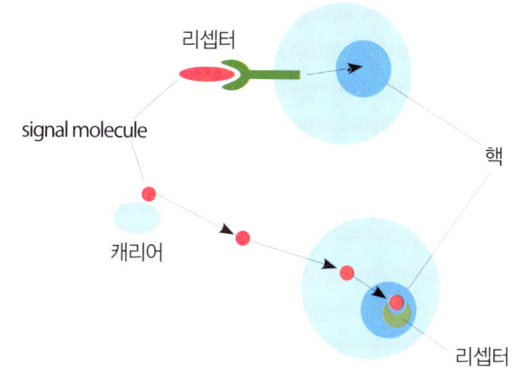

⑤ 면역세포 생성촉진작용

NK세포는 탐식작용과 아메바 운동을 하는 대형 림프구이며 암의 제거에 가장 중요한 면역세포로 작용한다. 아로니아 C3G는 조직세포 및 면역세포의 분열과 성장에 필요한 세포신호전달분자^{CSM cell signaling molecule}로 작용하여 자연살해세포^{NKC natural killer cell}를 비롯한 다양한 면역세포의 성장을 촉진시킨다.

암세포를 공격하는 면역세포

NK세포	암세포나 바이러스 감염세포, 노화세포 공격을 주특기로 하는 림프구. 파포린이나 그랜자임, 파스분자 등을 암세포에 내뿜어 죽인다.
NKT세포	NK세포와 마찬가지로 암세포나 바이러스 감염세포, 노화세포 등 이상을 초래한 자기세포를 공격하는 림프구.
B-1세포	암세포나 노화한 세포, 말라리아에 감염된 세포 등 이상을 초래한 자기세포에 대해서 자기항체를 만드는 작용을 한다.
KT세포	HT세포의 명령을 받아 암을 공격하는 림프구. 암에 직접 달라붙어 죽인다.

⑥ 유전자^{DNA} 복구작용

세포핵과 미토콘드리아의 유전자 손상은 다양한 암을 유발한다. 아로니아 C3G는 강력한 세포신호전달분자$^{CSM\ cell\ signaling\ molecule}$로 작용하여 손상된 암 유전자^{DNA}를 신속하게 복구한다.

⑦ 항암요법 보완작용

항암제와 방사선으로 대표되는 항암표준요법은 조직세포와 면역세포의 심각한 손상을 초래하여 면역력을 저하시키고 새로운 암세포를 유발시킨다. 또한 항암표준요법으로 암의 크기를 줄일 수 있지만 근본적인 제거는 불가능하다. 아로니아 C3G는 항암요법의 부작용인 면역력 저하와 암세포의 발생을 방지하는 천연 항암제로 작용한다.

방사선 검사 및 치료시 피복선량

종류	부위	피폭량 비고
X선	0.1mSv	
CT촬영	머리(2.3mSv)	
	몸(13.3mSv)	
	전신(8.8mSv)	
	위(15mSv)	
위투시검사	약 150mSv	1회(15mSv)×최소 10회 검사
암치료 종양부위	60,000mSv	방사선 암치료
사망	100,000mSv	

⑧ 다능 성체줄기세포 MAPC multipotential adult progenitor cell 활성화작용

건강한 상피조직 체세포는 암의 재발을 방지하고 암의 제거를 촉진시킨다. 아로니아 C3G는 MAPC를 활성화하여 암으로 망가진 조직을 신속하게 회복시키고 암의 재발을 막는 강력한 세포신호전달분자 CSM cell signaling molecule 로 작용한다.

⑨ 산소공급작용

모든 암세포는 산소부족 및 저체온 환경에서 발생한다. 아로니아 C3G는 혈관 탄력성을 개선하고 혈관을 확장시켜 산소

부족 및 저체온 환경을 신속하게 개선시킨다.

⑩ 부작용·내성이 없어 장기간 사용해도 안전하다.

암 판정방법

방사선검사	조직검사	TP53유전자변형	전이	재발	결론
○	○	*			추정암
○	*	○			추정암
○	○	○			암
○	○	*	○		암
○	○	*		○	암

TP53유전자: 암을 억제하는 유전자로 이 유전자가 변형되면 암이 발생한다.

암 TNM병기구분

병기 구분		규정	판단	비고
조기암		1cm이하 종양	canceroid	추정암
1기	a	T1/N0		
	b	T1/N0, T2/N0		
2기	a	T1/N1		
	b	T2/N1,T3/N0		
3기	a	T1~3/N2,T3/N1	cancering	암이 될 것 같음
	b	T4/anyN,anyT/N3		
4기	a	anyT/anyN/M1	cancered	진짜암

관련논문

"Effect of **aronia C3G** on skin angiogenesis reaction in mice" Wojsk-Med (2007)
"**Aronia C3G** induces a cell cycle block in colon cancer but not normal colonic cells" Nutr Cancer (2003)
"**Aronia C3G** inhibits endothelial progenitor cells senescence induced by OX-LDL" Journal of Clinical Lipidology (2007)

2. 동맥경화와 C3G

스트레스와 독소로 인한 혈관세포의 산화적 손상oxidative damage과 유전자 변이gene mutation는 혈관의 자연치유력을 감소시켜 만성 난치성 뇌심혈관질환동맥경화·심근경색·뇌경색·정맥류·고혈압·돌연사을 유발한다.

동맥경화의 진행과정

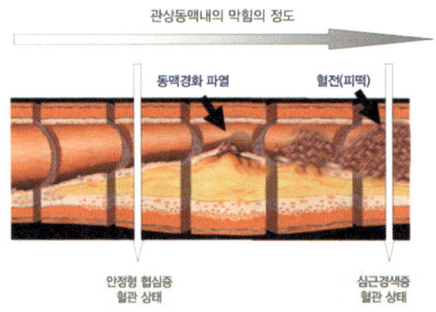

① 산화콜레스테롤 OX-LDL oxidized -LDL 감소작용

콜레스테롤인 LDL이 유해산소에 의해서 산화되면 혈관손상과 혈관염증을 유발시키는 강력한 혈관독소인 OX-LDL oxidized -LDL이 된다. 아로니아 C3G는 동맥경화의 주범인 OX-LDL oxidized -LDL의 생성을 강력하게 억제한다.

② C반응단백질 CRP C-Reactive Protein 감소작용

CRP는 혈관에 염증이 발생할 경우 간에서 생성되는 단백질로 동맥경화의 대표적인 지표물질이다. 아로니아 C3G는 혈관염증을 신속하게 개선시켜 동맥경화 지표물질인 CRP의 수치를 감소시킨다.

③ 인터류킨-6 IL-6 Interleukin-6 감소작용

인터류킨-6는 우리몸에 염증이 발생하면 대식세포에서 방출되는 단백질로써 동맥경화의 지표물질이다. 아로니아 C3G는 혈관염증을 신속하게 개선시켜 동맥경화 지표물질인 인터류킨-6의 수치를 감소시킨다.

④ 산화질소 NO nitrogen oxide 생성촉진작용

NO는 협심증의 치료제로 응용되고 있는 강력한 혈관확장물질이다. 아로니아 C3G는 혈관 탄력성을 증가시키고 혈관확

장물질인 NO의 생성을 촉진시킨다.

⑤ **이소프로스탄**Isoprostanes **생성억제작용**

이소프로스탄은 혈관세포가 산화될 때 발생하는 과산화지질이다. 이 물질은 혈액 속으로 방출되어 혈관의 연쇄산화를 촉진시킨다. 아로니아 C3G는 혈관염증을 유발하는 이소프로스탄의 생성을 강력하게 억제한다.

⑥ **안지오텐신전환효소**ACE angitensin converting enzyme
   합성억제작용

ACE는 혈관을 수축시켜 혈압을 상승시키는 효소물질이다. 아로니아 C3G는 상승한 ACE를 감소시켜 고혈압으로부터 혈관을 보호한다.

⑦ **혈관흡착분자**VCAM vascular cell adhesion molecule,
   세포접착분자ICAM intercellular adhesion molecule **감소작용**

VCAM·ICAM은 혈관이 손상될 때 발생하는 면역글로블린의 일종이다. 산화스트레스로 과량 생성된 이 항체들은 혈전을 생성하는 주요한 원인이 된다. 아로니아 C3G는 VCAM·ICAM의 수치를 감소시켜 혈전을 방지하는 역할을 한다.

⑧ 단구주화성단백질 MCP-1 monocyte chemoattractant protein-1
 감소작용

MCP-1은 혈관이 손상될 때 발생하는 대식세포 유인 단백질이다. 산화스트레스로 과량 생성된 이 단백질은 혈전생성을 촉진시킨다. 아로니아 C3G는 MCP-1의 수치를 감소시켜 혈전을 예방한다.

⑨ 유전자 DNA 복구작용

혈독에 의한 혈관세포의 유전자 손상은 심각한 혈관염증과 동맥경화증을 유발한다. 아로니아 C3G는 유전자 복구효소를 정상화시키는 세포신호전달분자 CSM cell signaling molecule 로 작용하여 손상된 혈관세포의 유전자 DNA를 신속하게 복구시킨다.

⑩ 다능 성체줄기세포 MAPC multipotential adult progenitor cell
 활성화작용

MAPC는 혈관세포를 만드는 강력한 다능 성체줄기세포다. MAPC가 부족하면 혈관염증이 악화되어 동맥경화와 심각한 뇌·심혈관질환을 초래한다. 아로니아 C3G는 MAPC를 활성화하여 동맥경화증의 근본적인 예방과 치료에 필수적인 혈관세포를 공급한다.

뇌경색의 발생 부위

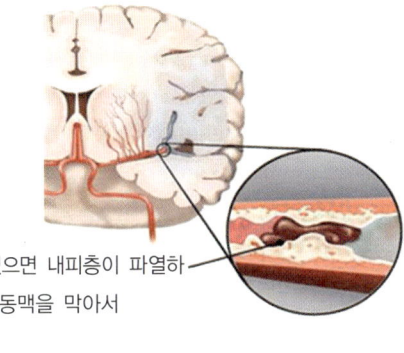

뇌동맥에 죽상경화증이 있으면 내피층이 파열하여 혈전이 생기고 이것이 동맥을 막아서 뇌경색이 온다.

동맥경화·고혈압에 대한 아로니아C3G의 효과
(Effect of aronia C3G on markers of oxidant stress and inflammation)

Parameter	Aronia C3G		Placebo		Tukey's
	Before	After	Before	After	test < p
hsIL – 6 ng/ml	6.18 ± 3.78	4.32 ± 3.96	5.79 ± 4.11	6.01 ± 5.03	0.003
hsCRP mg/L	4.48 ± 2.56	3.45 ± 2.31	4.75 ± 2.44	4.59 ± 2.95	0.007
S-ICAM ng/ml	280.2 ± 62.8	237.6 ± 49.5	258.2 ± 80.2	249.3 ± 75.3	0.05
S-VCAM ng/ml	435.5 ± 75.2	314.7 ± 82.5	478.2 ± 85.6	467.2 ± 71.3	0.009
MCP-1 pg/ml	305.9 ± 87.5	236.3 ± 63.5	328 ± 65.8	314.9 ± 72.3	0.001
Adiponectin ug/ml	3.85 ± 1.46	4.76 ± 1.31	4.11 ± 1.75	4.07 ± 2.05	0.034
Ox-LDL U/L	91.6 ± 26.9	67.7 ± 24.7	89.8 ± 31.2	94.5 ± 27.5	0.000
F2-isoprostanes pg/l	555.1 ± 111.3	333.2 ± 112.4	449.7 ± 109.7	451.1 ± 108.1	0.000

⑪ 부작용·내성이 없어 장기간 사용해도 안전하다.

관련논문

"Combination therapy of statin with **aronia C3G** enhanced reduction cardiovascular risk markers in patients after myocardinal infarction", Aterioscelosis 194 (2007)

"Effect of **aronia C3G** on platelet superoxide production and aggregation in atherosclerosis" Physiology and Pharmacology (2007)

"**Aronia C3G** inhibits endothelial progenitor cells senescence induced by OX-LDL" Journal of Clinical Lipidology (2007)

3. 당뇨병과 C3G

스트레스와 독소로 인한 췌장세포와 근육세포의 산화적 손상oxidative damage과 유전자 변이gene mutation는 췌장의 자연치유력을 감소시켜 만성 난치성 당뇨병인슐린의존성 당뇨병·수용체내성 당뇨병·스트레스성 당뇨병을 유발한다.

당뇨병의 증상
1. 다음(多飮)-목이 자주 마르고 물을 많이 마시게 됨
2. 다뇨(多尿)-소변 양이 늘고 자주 보게 됨
3. 체중감소
4. 다식(多食)-배가 자주 고프고 많이 먹게 됨

① 췌장독소 제거작용
혈액독소, 즉 혈독은 인슐린을 분비하는 췌장의 베타세포를

손상시키는 당뇨병의 원인물질이다. 아로니아 C3G는 당뇨병을 유발하는 다양한 혈독을 신속하게 제거하여 췌장과 인슐린 분비혈관을 보호한다.

② 아디포넥틴adiponectin 증가작용
아디포넥틴adiponectin은 근육 세포막에 존재하는 인슐린 수용체insulin receptor의 감도를 증가시키는 물질이다. 아로니아 C3G는 인슐린 수용체의 저항성을 개선하는 혈중 아디포넥틴adiponectin의 수치를 증가시켜 혈당을 정상화시킨다.

③ 인슐린 분비 증가작용
췌장의 베타세포와 인슐린을 분비하는 미세혈관이 손상되거나 수축되면 인슐린 분비량이 감소한다. 아로니아 C3G는 손상된 췌장세포와 수축된 인슐린 분비혈관을 신속하게 복구시켜 감소된 인슐린 분비량을 정상화시킨다.

④ 최종당화산물AGE advanced glycation end products 생성 억제작용
AGE는 치명적인 당뇨합병증백내장·망막증·신경증·족부궤양·신염·동맥경화을 유발하는 주범이다. 아로니아 C3G는 AGE의 생성을 억제하고 분해를 촉진하는 물질로 작용하여 당뇨합병증을 효과적으로 예방한다.

당화혈색소 Glycohemobin의 수치를 정상화시키는 아로니아 C3G의 효과

(Glycosylated hemoglobin levels [HbA1c (%)] during aronia C3G treatment)

	T0	T1	T2
Pregnant women with controlled IDDM	6,2 ± 0,3	6,1 ± 0,4	5,9 ± 0,6
Pregnant women with uncontrolled IDDM	8,3 ± 0,4	6,9 ± 0,3*	6,2 ± 0,4*

T0 – before treatment; T1 – after 4 weeks of treatment; T2 – after 8 weeks of treatment; *p<0.01

당화혈색소 Glycohemoglobin

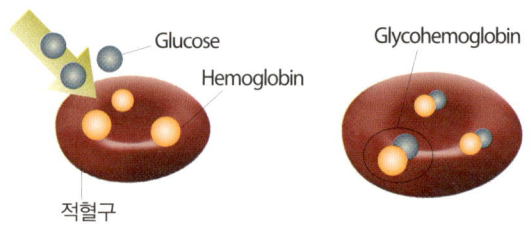

Glucose
Hemoglobin
Glycohemoglobin
적혈구

⑤ 유전자 DNA 복구작용

혈독에 의한 췌장세포의 유전자 손상은 치명적인 당뇨병을 유발한다. 아로니아 C3G는 DNA 복구효소를 정상화시키는 강력한 세포신호전달분자 CSM cell signaling molecule로 작용하여 손상된 췌장세포의 유전자 DNA를 신속하게 복구시킨다.

⑥ 다능 성체줄기세포 MAPC multipotential adult progenitor cell
활성화작용

췌장과 중요한 조직세포에서는 MAPC가 발견된다. 아로니아 C3G는 MAPC를 활성화시켜 당뇨병 및 합병증의 근본적인 예방·치료에 필수적인 췌장 및 조직줄기세포를 공급한다.

⑦ 부작용·내성이 없어 장기간 사용해도 안전하다.

관련논문

"Influence of **aronia C3G** on the course of experimental diabetes" Herba polonica (1999)
"Effect of **aronia C3G** on course of experimental pancreatic" Merkuriusz lekarski (2000)
"**Aronia C3G** inhibits endothelial progenitor cells senescence induced by OX-LDL" Journal of Clinical Lipidology (2007)

4. 자가면역질환 교원병 collagen diseases 과 C3G

스트레스와 독소로 인한 면역세포의 산화적 손상 oxidative damage 과 유전자 변이 gene mutation 는 결합조직과 상피조직을 파괴시키는 과립구를 증가시키고 이상세포를 제거하는 림프구의 피아(彼我) 구별능력을 상실시켜 다양한 유형의 급만성 자가면역질환 류머티스·루프스·크론병·베제트·피부경화증·다발성경화증·아토피성

_{피부염·건선}을 유발한다.

① 콜라겐 독소제거작용
콜라겐은 결합조직_{피부·신경·혈관·관절 등}에 존재하는 대표적인 단백질이다. 혈액독소는 결합용 단백질인 콜라겐을 파괴시켜 다양한 자가면역질환을 유발한다. 아로니아 C3G는 혈독을 신속하게 제거하고 결합조직과 콜라겐을 강력하게 보호함으로써 자가면역질환을 효과적으로 예방한다.

② 과립구 정상화작용
교감신경 흥분으로 과량 생성된 과립구는 결합조직과 상피조직을 파괴하여 자가면역질환을 유발시킨다. 아로니아 C3G는 과다 흥분된 교감신경을 안정시켜 과량의 과립구를 정상화시킨다.

③ 림프구 정상화작용
부교감신경 흥분으로 과량 생성된 림프구는 결합조직과 상피조직을 파괴하여 자가면역질환을 악화시킨다. 아로니아 C3G는 과다 흥분된 부교감신경을 안정시켜 과량의 림프구를 정상화시킨다.

④ 유전자ᴰᴺᴬ 복구작용

림프구의 유전자ᴰᴺᴬ가 손상되면 피아 구별능력이 상실되어 심각한 자가면역질환이 초래된다. 림프구는 자기이상세포^{암세포·염증세포·노후세포·죽은세포}와 이물질^{화분·바이러스·이종단백질}을 제거하는 면역세포다. 아로니아 C3G는 세포복구용 세포신호전달분자^{CSM cell signaling molecule}로 작용하여 림프구의 손상된 유전자ᴰᴺᴬ를 신속하게 복구시킨다.

⑤ 다능 성체줄기세포 활성화작용
림프구와 결합조직세포의 부족은 자가면역질환을 악화 또는 만성화시킨다. 아로니아 C3G는 MAPC를 활성화시켜 감소된 림프구와 결합조직세포를 신속하게 보충한다.

⑥ 부작용·내성이 없어 장기간 사용해도 안전하다.

5. 면역력과 C3G
스트레스와 독소로 인한 면역세포의 산화적 손상^{oxidative damage}과 유전자 변이^{gene mutation}는 림프구의 종양세포와 염증세포의 제거능력을 저하시켜 다양한 유형의 암^{양성종양·악성종양·암소}과 난치성 만성질환^{고혈압·동맥경화·당뇨병·치매·관절염·자가면역질환}을 유발한다.

① 면역독소 제거작용

혈액독소에 의하여 면역세포가 산화 또는 변이되면 면역력이 저하된다. 아로니아 C3G는 혈액독소를 제거함으로써 NK세포·T세포·B세포·대식세포 등과 같은 면역세포의 손상을 방지한다.

면역세포의 종류와 기능

	적혈구 500만개	적혈구 1개당 산소 1,120,000,000개를 조직세포로 운반			
1mm³ 혈액	백혈구 5000 ~8000개	과립구 60%	탐식작용	호중구	세균면역
			세균	호산구	알레르기
				호염구	알레르기
		림프구 35%	접착작용	NK세포	세포성 면역
				NKT세포	세포성 면역
				T세포	세포성 면역
			바이러스, 암	B-1세포	체액성 면역
				B세포	체액성 면역
		단구 5%	탐식작용	비장매크로파지	비장
				쿠퍼세포	간장
				글리아세포	뇌
			노후세포, 죽은세포	폐포매크로파지	등
				조직구	각 조직

② 다능 성체줄기세포 MAPC multipotential adult progenitor cell
　　활성화작용

백혈구의 부족은 심각한 면역질환을 초래한다. 아로니아 C3G는 MAPC를 활성화시켜 감소된 백혈구를 신속하게 보충한다.

③ 유전자 DNA 복구작용

면역세포의 유전자 DNA가 손상되면 심각한 면역저하를 초래한다. 아로니아 C3G는 세포신호전달분자 CSM cell signaling molecule로 작용하여 면역세포의 손상된 유전자 DNA를 복구시켜 면역세포를 정상화한다.

④ 장관면역 강화작용

장관면역의 중심인 장관의 융모세포가 손상되면 암과 염증세포 등의 비자기(非自己)세포인 자기이상세포를 제거하는 내부면역기능이 급격하게 저하된다. 아로니아 C3G는 장관융모세포의 과산화손상을 방지하고 융모줄기세포를 활성화시켜 내부면역력을 강화시킨다.

⑤ 부작용·내성이 없어 장기간 사용해도 안전하다.

관련논문

"**Aronia C3G** inhibits endothelial progenitor cells senescence induced by OX-LDL" Journal of Clinical Lipidology (2007)
"Evaluation of immunomodulatory activity of **aronia C3G** in combination with apple pectin in patients with breast cancer undering postoperative radiation therapy" Clinic of Radiology (2003)

6. 궤양과 C3G

스트레스와 독소로 인한 위장 점막세포의 산화적 손상oxidative damage과 유전자 변이gene mutation는 위장 점막의 자연치유력을 감소시켜 만성 난치성 위장질환위염·위궤양·십이지장궤양·위암·십이지장암을 유발한다.

① 점막독소 제거작용

유해산소와 산화독소는 위장 점막세포를 파괴하는 주원인이다. 아로니아 C3G는 유해산소와 산화독소에 의한 위장 점막세포의 손상을 방지함으로써 위염·위궤양·십이지장궤양을 효과적으로 예방한다.

② 유전자DNA 복구작용

위장 점막세포의 유전자DNA 손상은 궤양과 종양을 유발한

궤양 발생 부위

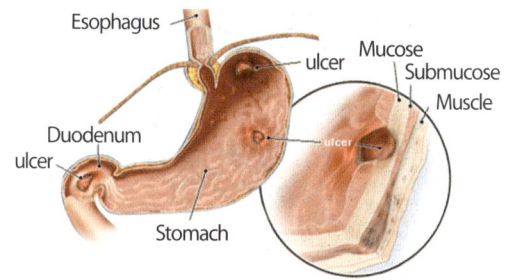

다. 아로니아 C3G는 DNA 복구효소를 생성하는 강력한 세포 신호전달분자CSM cell signaling molecule로 작용하여 위장 점막세포의 손상된 유전자DNA를 신속하게 복구시킨다.

③ 다능 성체줄기세포MAPC multipotential adult progenitor cell
  활성화작용
위장점막 질병세포는 활성화된 면역세포에 의해서 대부분 제거된다. 아로니아 C3G는 MAPC를 활성화시켜 위장병의 자연치유에 필수적인 건강한 위장 점막세포를 공급한다.

④ 뮤신musin 분비 촉진작용
뮤신은 위점막을 보호하는 점액성 단백질이다. 아로니아 C3G는 뮤신을 분비시키는 프로스타글란딘prostaglandin과 아세틸콜린acetylcholin을 활성화시켜 위점막을 보호한다.

아로니아 자연치유 59

위점막을 공격하는 헬리코박터 파이로리균

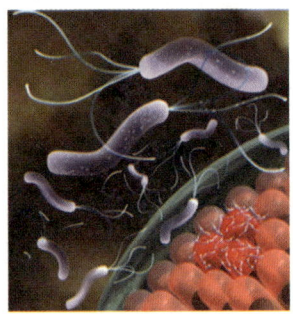

⑤ 헬리코박터 Helicobacter pylori 억제작용

위산 부족으로 증가된 헬리코박터가 과립구의 공격을 받으면 위점막이 손상되어 위궤양과 위암을 유발한다. 아로니아 C3G는 헬리코박터 Helicobacter pylori 를 흡착한 후 위점막으로부터 분리시켜 균의 성장을 강력하게 억제한다.

⑥ 부작용·내성이 없어 장기간 사용해도 안전하다.

관련논문

"Antiulcer activity of **aronia C3G**" Herba polonica (1997)
"**Aronia C3G** and their antioxidant activity" Eurofood (2005)

위궤양을 억제하는 아로니아 C3G의 효과

(Antiulcerogenic effect of aronia C3G on experimental ulcers induced with HCl/ethanol)

Nr	Group	n	Animal	Time	Dose	Ethanol/HCl model	
						Ulcer index	Inhibition(%)
1.	Control	17				116.0	
2.	Aronia C3G	5	mice	1h	0.1ml/mice	86.0	25.9
3.	Aronia C3G	4			0.2ml/mice	38.5	66.8
4.	Control	10	mice	3h		812.0	
5.	Aronia C3G	10			0.1ml/mice	100.0	88.0

7. 뇌신경세포와 C3G

스트레스와 독소로 인한 뇌신경세포의 산화적 손상oxidative damage과 유전자 변이gene mutation는 뇌신경세포의 자연치유력을 감소시켜 만성 난치성 뇌신경손상치매·뇌경색·종양·정신질환을 유발한다.

① 신경독소 제거작용

혈액독소에 의해서 뇌신경세포의 단백질이 손상되면 알츠하이머 및 파키슨 치매가 발병한다. 아로니아 C3G는 치명적인 신경독소를 직접 제거하여 다양한 유형의 치매를 강력하게 예방한다.

② 유전자[DNA] 복구작용

뇌신경세포의 유전자가 손상되면 다양한 뇌신경질환[치매·뇌경색·종양·정신질환]이 발생한다. 아로니아 C3G는 DNA 복구효소를 생성하는 강력한 세포신호전달분자[CSM cell signaling molecule]로 작용하여 뇌신경세포의 손상된 유전자[DNA]를 신속하게 복구시킨다.

뇌신경섬유의 손상

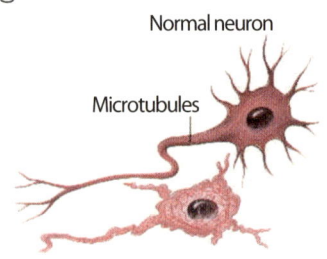

Normal neuron
Microtubules
Neuron with neurofibrillary tangles

③ 항산화효소[SOD superoxide dismutase] 생성 촉진작용

유해산소는 뇌신경세포의 치명적인 손상을 유발한다. 아로니아 C3G는 생체 항노화효소인 SOD의 생성을 촉진시켜 유해산소를 완벽하게 제거한다.

④ 유해금속 제거작용

과량의 금속이온[Fe·Cu·Zn]과 중금속[Pb·As·Hg]은 심각한 뇌신경 손상을 유발한다. 아로니아 C3G는 과량의 금속이온과 중금속을 흡착하여 체외로 배출시키는 작용을 한다.

⑤ 다능 성체줄기세포 MAPC multipotential adult progenitor cell
　활성화작용

정상인의 경우 매일 손상되는 뇌신경 세포는 50만 개 정도이며 환자의 경우 200만 개가 넘는다. 뇌신경 줄기세포로부터 뇌세포가 보충되지 않으면 뇌기능은 급격하게 저하된다. 아로니아 C3G는 MAPC를 활성화시켜 손상된 뇌세포를 신속하게 보충한다.

⑥ 부작용·내성이 없어 장기간 사용해도 안전하다.

관련논문

"Therapeutical Properties of **aronia C3G**" Farmacja Polska (2001)
"**Aronia C3G** and their antioxidant activity" Eurofood (2005)

8. 관절염과 C3G

스트레스와 독소로 인한 관절세포의 산화적 손상 oxidative damage 과 유전자 변이 gene mutation 는 관절세포의 자연치유력을 저하시켜 만성 난치성 관절염 퇴행성관절염·류머티스관절염 을 유발한다.

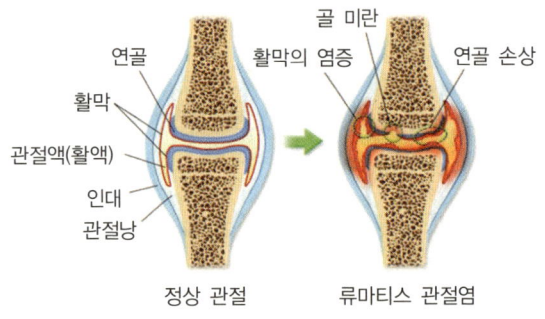

정상 관절　　류마티스 관절염

① COX-2^{cycloxygenase-2} 억제작용

COX-2는 염증유발 프로스타글란딘을 생성시켜 관절염을 악화시킨다. 아로니아 C3G는 COX-2를 억제하여 관절염을 효과적으로 개선한다.

② 파보 바이러스^{parvo virus} 억제작용

파보 바이러스는 관절세포를 직접 공격하여 관절염을 유발시킨다. 아로니아 C3G는 파보 바이러스를 흡착·사멸시켜 관절염의 진행을 막는다.

③ 관절독소 제거작용

혈액독소는 관절세포를 공격하여 관절염을 유발시킨다. 아로니아 C3G는 관절독소를 중화 또는 분해하여 관절염을 예방한다.

④ 유전자^{DNA} 복구작용

관절세포의 유전자^{DNA} 손상은 만성 관절염을 초래한다. 아로니아 C3G는 DNA 복구효소를 생성하는 강력한 세포신호전달분자$^{CSM\ cell\ signaling\ molecule}$로 작용하여 관절세포의 손상된 유전자^{DNA}를 신속하게 복구시킨다.

⑤ 다능 성체줄기세포 $^{MAPC\ multipotential\ adult\ progenitor\ cell}$ 활성화작용

풍부한 MAPC는 관절세포의 노화를 강력하게 억제한다. 아로니아 C3G는 관절줄기세포를 활성화시켜 망가진 관절세포를 신속하게 보충한다.

⑥ 기존 관절염 치료제의 가장 큰 부작용인 위장장해가 전혀 없어 장기간 복용해도 안전하다.

관련논문

"Therapeutical Properties of **aronia C3G**" Farmacja Polska (2001)
"**Aronia C3G** and their antioxidant activity" Eurofood (2005)

9. 알레르기와 C3G

스트레스와 독소로 인한 면역세포와 점막세포의 산화적 손상oxidative damage과 유전자 변이gene mutation는 점막세포의 자연치유력을 저하시켜 만성 난치성 알레르기질환알레르기비염·알레르기천식·알레르기피부염을 유발한다.

대표적인 알레르기 질환의 모식도

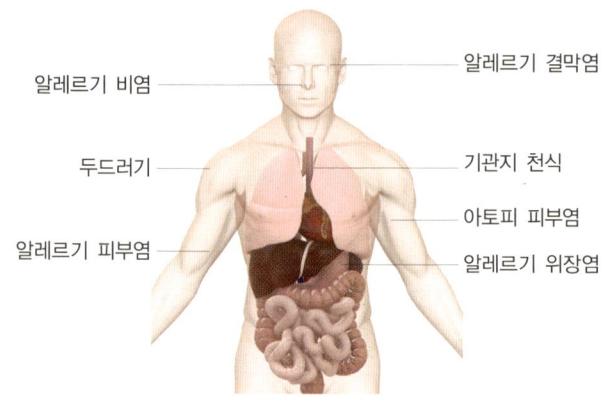

① **면역글로블린IgE immunoglobulin E 정상화작용**

IgE는 바이러스와 이종단백질을 처리하는 항체의 일종이다. 비정상적인 lgE는 정상적인 피부조직을 공격한다. 아로니아 C3G는 강력한 세포신호전달분자CSM cell signaling molecule로 작용하여 손상된 IgE를 신속하게 복구시킨다.

② 유전자DNA 복구작용

손상된 점막세포는 면역과민반응을 유발한다. 아로니아 C3G는 세포신호전달분자CSM cell signaling molecule로 작용하여 손상된 점막세포의 유전자DNA를 신속하게 복구시킨다.

알레르기 반응 메커니즘

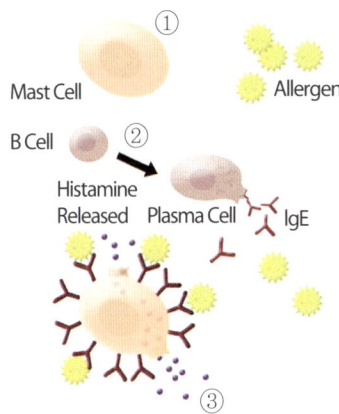

① Allergens enter body near human Mast Cells.
② B Cell are alerted and turn into plasma cells which release IgE(immunoglobulin E).
③ IgE binds to the Mast Cell. When the allergen is next introduced to the body. IgE causes the cell to release Histamine which causes the reactions familiar to allergies.

③ 마스트셀mast cell 정상화작용

마스트셀은 면역유지에 중요한 과립형 면역세포다. 혈액독소로 손상된 마스트셀은 과량의 히스타민을 분비하여 분비물·가려움증·홍반 등을 유발한다. 아로니아 C3G는 손상된 마스트셀을 복구시켜 알레르기 증상을 신속하게 개선시킨다.

알레르기 유발식품과 대체식품

식품군	알레르기 유발식품	알레르기 안전식품
곡류군	옥수수, 밀, 콩, 메밀	쌀, 떡, 보리, 감자, 오트밀
어육류군	어패류, 돼지고기, 닭고기, 달걀치즈, 훈제품	가자미, 광어, 대구, 동태, 병어, 갈치, 조기
채소군		무, 콩나물, 당근, 버섯, 해조류, 상추, 양배추
지방군	견과류, 땅콩, 버터, 마요네즈	유채류, 미강유, 해바라기유, 달맞이유
우유군	우유 및 유제품	두유
과일군	참외, 사과, 체리, 바나나, 포도, 오렌지, 파인애플, 레몬, 토마토	배, 귤, 수박, 자두
기타	콜라, 커피, 초콜릿향 음료, 화학조미료, 색소함유제품, 토마토제품	녹차, 식초

④ 알러겐allergen 제거작용

혈액독소는 알레르기 유발물질인 알러겐으로 작용하여 알레르기질환을 유발한다. 아로니아 C3G는 알러겐인 혈독을 신속하게 제거하여 비염·천식·피부염 등의 다양한 알레르기질환을 근본적으로 예방한다.

⑤ 부작용·내성이 없어 장기간 사용해도 안전하다.

관련논문

"Therapeutical Properties of **aronia C3G**" Farmacja Polska (200l)
"**Aronia C3G** and their antioxidant activity" Eurofood (2005)

10. 세균·바이러스 질환과 C3G

스트레스와 독소로 인한 면역세포의 산화적 손상oxidative damage과 유전자 변이gene mutation는 면역력을 현저하게 저하시켜 난치성 세균·바이러스질환세균성질환·독감바이러스·플루바이러스·대상포진·헤르페스을 유발한다.

① 혈액독소 제거작용

유해산소·산화독소 등의 혈액독소는 플루 바이러스를 제거하는 면역세포를 파괴시킨다. 아로니아 C3G는 혈독을 신속하게 제거하여 면역세포의 손상을 방지한다.

② 유전자DNA 복구작용

면역세포의 유전자DNA 손상은 심각한 면역저하증을 유발한다. 아로니아 C3G는 강력한 세포신호전달분자CSM cell signaling molecule로 작용하여 세균·바이러스를 공격하는 면역세포의 유전자^{DNA}를 신속하게 복구시킴으로써 세균·바이러스를 강력하게 억제한다.

③ 세균·바이러스 흡착작용
아로니아 C3G는 세균·바이러스의 표면 단백질을 흡착하여 공격성을 억제·사멸시킨다.

④ 부작용·내성이 없어 장기간 사용해도 안전하다.

플루바이러스 구조

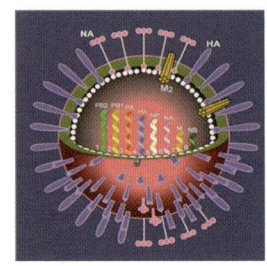

관련논문

"Therapeutical Properties of **aronia C3G**" Farmacja Polska (200l)
"**Aronia C3G** and their antioxidant activity" Eurofood (2005)

11. 자궁질환과 C3G

스트레스와 독소로 인한 자궁점막세포의 산화적 손상oxidative damage과 유전자 변이gene mutation는 자궁점막의 자연치유력을 감소시켜 만성 난치성 자궁질환월경곤란증·자궁염증·자궁근종·자궁암을 유발한다.

자궁근종의 위치

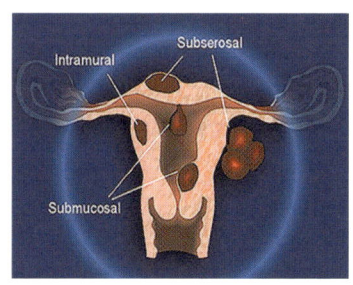

① 자궁독소 제거작용

유해산소와 산화독소 등의 혈액독소는 혈류장애과 자궁세포의 심각한 손상을 야기한다. 아로니아 C3G는 혈독을 효과적으로 제거하여 월경곤란증·자궁염증·자궁근종·자궁암을 예방·개선한다.

② 유전자DNA 복구작용

자궁점막 및 모세혈관의 유전자DNA 손상은 근종이나 염증 등의 심각한 자궁질환을 유발한다. 아로니아 C3G는

DNA 복구효소를 생성하는 강력한 세포신호전달분자^{CSM cell signaling molecule}로 작용하여 자궁 및 혈관세포의 손상된 유전자^{DNA}를 신속하게 복구시킨다.

③ 노폐물 배설작용

아로니아 C3G는 자궁내 혈관을 확장시켜 노폐물과 염증물질을 신속하게 제거시킨다.

④ 다능 성체줄기세포^{MAPC multipotential adult progenitor cell}
　활성화작용

자궁줄기세포는 자궁조직에 존재하며 자궁세포의 중요한 공급원이다. 아로니아 C3G는 MAPC를 활성화시켜 파괴된 자궁세포를 신속하게 보충한다.

⑤ 부작용·내성이 없어 장기간 사용해도 안전하다.

관련논문

"Therapeutical Properties of **aronia C3G**" Farmacja Polska (2001)
"**Aronia C3G** and their antioxidant activity" Eurofood (2005)

12. 성기능과 C3G

스트레스와 독소로 인한 생식기세포의 산화적 손상 oxidative damage 과 유전자 변이 gene mutation 는 생식기세포의 자연치유력을 감소시켜 난치성 성기능질환 발기부전·조루증·불감증 을 초래한다.

발기부전의 원인

동맥이상
동맥경화
고혈압
비만
당뇨

해면체 이상
해면체 내피손상
당뇨
백막손상

정신적 원인
스트레스
우울증

전신질환
동맥경화
고혈압
비만
당뇨
고지혈증

내분비이상
고환
뇌하수체
갑상선
노화

신경이상
당뇨
추간판 탈출증
뇌졸중
손상

약물
고혈압
정신과 약물

① 혈액독소 제거작용

유해산소·산화독소 등의 혈액독소는 음경혈관·생식기혈관·정소·난소의 심각한 손상을 유발한다. 아로니아 C3G는 다양한 혈액독소를 신속하게 제거하여 발기부전 및 불감증을 근본적으로 예방·개선시킨다.

② 말초혈류량 증가작용

생식기 말초혈류량의 감소는 발기부전 및 불감증을 초래한다. 아로니아 C3G는 NO 합성효소를 활성화하고 말초모세혈관의 탄력성과 혈류량을 증가시켜 발기부전 및 불감증을 개선시킨다.

③ 유전자^{DNA} 복구작용

생식기세포 및 주변 모세혈관의 유전자^{DNA} 손상은 심각한 성기능 장애를 유발한다. 아로니아 C3G는 강력한 세포신호전달분자$^{CSM\ cell\ signaling\ molecule}$로 작용하여 혈액독소에 의해서 손상된 혈관 및 정소·난소세포의 유전자^{DNA}를 복구시킨다.

④ 다능 성체줄기세포 $^{MAPC\ multipotential\ adult\ progenitor\ cell}$
   활성화작용

성체줄기세포는 생식기 주변조직에 존재하며 생식기능에 중요한 역할을 담당한다. 아로니아 C3G는 MAPC를 활성화시켜 파괴된 생식기 및 혈관세포를 신속하게 보충한다.

⑤ 부작용·내성이 없어 장기간 사용해도 안전하다.

13. 비만과 C3G

스트레스와 독소로 인한 지방세포의 산화적 손상^{oxidative damage}과 유전자 변이^{gene mutation}는 지방세포의 자연치유력을 저하시켜 난치성 악성비만^{복부비만·내장비만·혈관비만}을 유발한다.

비만의 원인과 결과

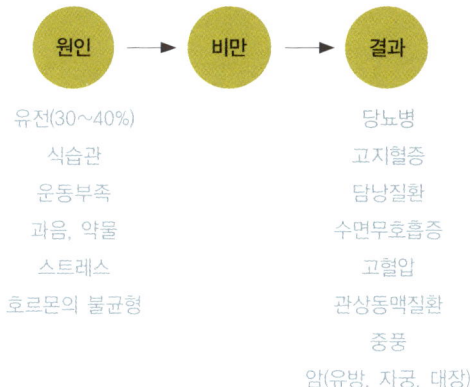

① 비만독소 제거작용

유해산소·산화독소 등의 혈액독소는 정상지방세포를 악성지방세포로 변이시켜 비만증을 유발한다. 아로니아 C3G는 비만독소를 신속하게 제거시킴으로써 정상지방세포가 악성지방세포로 변이되는 것을 강력하게 억제한다.

② 신생혈관^{angiogenesis} 억제작용

악성지방세포는 신생혈관^{angiogenesis}을 형성시켜 지방세포

를 성장시킨다. 아로니아 C3G는 악성지방세포의 신생혈관 angiogenesis 생성을 억제하여 지방세포가 성장·증식하는 것을 막는다.

③ **지방세포자살** adipocyte apoptosis **작용**
아로니아 C3G는 강력한 자살유도 세포신호전달분자 CSM cell signaling molecule 로 작용하여 지방세포가 스스로 죽게 만든다.

④ 유전자 DNA 복구작용
지방세포의 유전자 DNA 손상은 정상적인 지방세포의 기능을 불가능하게 만든다. 아로니아 C3G는 세포신호전달분자 CSM cell signaling molecule 로 작용하여 지방세포의 손상된 유전자 DNA를 복구시키고 지방대사를 정상화시켜 비만증을 예방·개선하고 요요현상을 방지한다.

⑤ 부작용·내성이 없어 장기간 사용해도 안전하다.

관련논문

"Therapeutical Properties of **aronia C3G**" Farmacja Polska (2001)
"Effect of **aronia C3G** on skin angiogenesis reaction in mice" Wojsk-Med (2007)

14. 중금속과 C3G

중금속Pb·Hg·As·Cd으로 인한 면역세포와 조직세포의 심각한 산화적 손상oxidative damage과 유전자 변이gene mutation는 인체의 자연치유력을 저하시켜 암을 비롯한 각종 만성질환을 유발한다.

국가별 평균 혈중 수은 농도
자료: 국립환경과학원, 2008

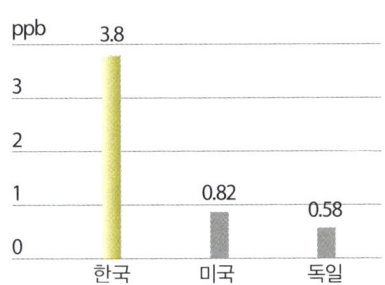

① 중금속Pb·Hg·As·Cd 배출작용

축적된 중금속은 조직세포를 서서히 파괴시켜 만성염증과 종양을 유발한다. 아로니아 C3G는 축적된 중금속 및 농약잔류물을 신속하게 체외로 배출시키는 작용을 한다.

② 산화독소 제거작용

중금속과 중금속으로부터 발생하는 산화독소는 체내에서 치명적인 독소로 작용한다. 아로니아 C3G는 섭취된 중금속과 중금속으로부터 발생하는 산화독소를 신속하게 중화 또는 제거한다.

③ 유전자^{DNA} 복구작용

중금속은 조직세포의 심각한 유전자^{DNA} 손상을 초래한다. 아로니아 C3G는 강력한 세포신호전달분자$^{CSM\ cell\ signaling\ molecule}$로 작용하여 중금속으로 손상된 조직세포의 유전자^{DNA}를 신속하게 복구시키고 건강한 세포를 생성시킨다.

④ 부작용·내성이 없어 장기간 사용해도 안전하다.

관련논문

"Influence of **aronia C3G** selected biochemical parameters in rats exposed to cadmium" Biochimica Polonica (2003)
"Therapeutical Properties of **aronia C3G**" Farmacja Polska (2001)

15. 피부질환과 C3G

스트레스와 독소로 인한 피부세포의 산화적 손상$^{oxidative\ damage}$과 유전자 변이$^{gene\ mutation}$는 피부점막의 자연치유력을 저하시켜 만성 난치성 피부질환$^{기미·주근깨·주름·아토피·탈모·피부암}$을 유발한다.

① 피부독소 제거작용

유해산소와 산화독소는 피부세포 및 모세혈관의 심각한 손상을 초래한다. 아로니아 C3G는 자외선·중금속·알코올 등 다양한 유해산소와 산화독소로부터 피부세포와 모세혈관을 강력하게 보호한다.

② 유전자^{DNA} 복구작용

피부세포와 모세혈관의 유전자^{DNA} 손상은 다양한 피부질환을 유발한다. 아로니아 C3G는 강력한 세포신호전달분자^{CSM cell signaling molecule}로 작용하여 손상된 모세혈관 및 피부세포의 유전자^{DNA}를 복구시켜 기미·주근깨·주름·아토피·탈모·피부암 등 다양한 피부질환을 예방·개선시키는 작용을 한다.

③ 노폐물 배출작용

아로니아 C3G는 피부세포에 축적된 중금속 등 각종 노폐물들을 체외로 신속하게 배출시켜 피부노화 및 피부질환을 예방·개선시키는 작용을 한다.

④ 다능 성체줄기세포 ^{MAPC multipotential adult progenitor cell}
　　활성화작용

동안의 비결은 피부줄기세포의 숫자에 달려있다. 아로니아

C3G는 MAPC를 활성화시켜 피부세포의 노화를 강력하게 억제한다.

⑤ 부작용·내성이 없어 장기간 사용해도 안전하다.

관련논문

"Therapeutical Properties of **aronia C3G**" Farmacja Polska (2001)
"**aronia C3G** and their antioxidant activity" Eurofood (2005)

16. 간질환과 C3G

스트레스와 독소로 인한 간세포의 산화적 손상(oxidative damage)과 유전자 변이(gene mutation)는 간세포의 자연치유력을 감소시켜 만성 난치성 간질환(간염·간경화·간암)을 유발한다.

① 간독소 제거작용

유해산소·산화독소 등의 혈액독소는 심각한 간손상을 유발한다. 아로니아 C3G는 간세포를 파괴시키는 혈독을 신속하게 제거·중화함으로써 간질환을 효과적으로 예방·개선한다.

② 아세트알데히드(acetaldehyde) 분해작용

알코올로부터 생성되는 아세트알데히드는 간·뇌·심장·위·췌장·혈관 등의 손상을 초래한다. 아로니아 C3G는 숙취와 알코올성 간질환의 주원인인 아세트알데히드를 신속하게 분해한다.

알코올 분해기전

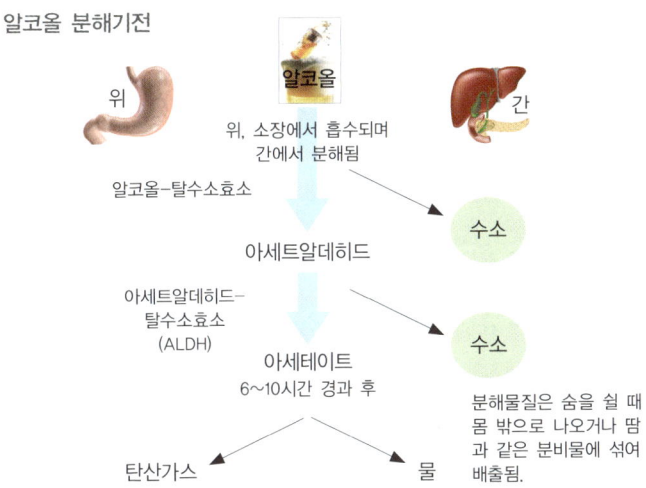

③ 유전자DNA 복구작용

간세포의 유전자DNA 손상은 간경화·간암 등의 심각한 간질환을 유발한다. 아로니아 C3G는 DNA 복구효소를 생성하는 강력한 세포신호전달분자CSM cell signaling molecule로 작용하여 간세포의 손상된 유전자DNA를 신속하게 복구시킨다.

④ 다능 성체줄기세포 활성화작용

날마다 유입되고 생성되는 내·외부의 독소들에 의해서 간세포는 심하게 손상된다. 아로니아 C3G는 건강한 간세포의 공급원인 MAPC를 활성화시켜 손상된 간세포를 신속하게 보충한다.

⑤ 부작용·내성이 없어 장기간 사용해도 안전하다.

간손상에 대한 아로니아 C3G의 효과

(Effect of aronia C3G on selected biochemical parameters and content of cadmium in rats receivuig cadmium chloride. Conditions of experiments are described in Material and Methods)

parameter	control	Aronia C3G	Cadmium	Cadmium + Aronia C3G
AST u/l	109.00±13	111.50±35	142.00±33	113.00±20
ALT u/l	43.00±5.5	32.50±4.4	76.00±6.4	35.00±5.2

관련논문

"Influence of **aronia C3G** selected biochemical parameters in rats exposed to cadmium" Biochimica Polonica (2003)

"Therapeutical Properties of **aronia C3G**" Farmacja Polska (200I)

17. 불임과 C3G

스트레스와 독소로 인한 정소·난소·자궁내막·모세혈관의 산화적 손상 oxidative damage 과 유전자 변이 gene mutation 는 생식관련세포의 자연치유력을 저하시켜 난치성 불임을 초래한다.

① 불임독소 제거작용

유해산소·산화독소 등의 혈액독소는 정소·난소·자궁내막·모세혈관 등 생식기 관련 조직세포의 심각한 손상을 야기하여 불임을 초래한다. 아로니아 C3G는 생식기 관련 조직세포를 손상시키는 혈액독소를 제거하여 불임증을 효과적으로 예방·개선한다.

정자감소증에 대한 아로니아 C3G의 효과 Ⅰ

(Levels of fructose (μg/ml) in particular groups of men with oligospermia and increased O-LDL levels)

Specification	To	T1	T2
Men with oligospermia treated with aronia C3G	850 ± 42	$1121 \pm 26^*$	$1230 \pm 27^*$
Men with oligospermia treated with placebo	832 ± 36	845 ± 33	841 ± 35
Reference group	1380 ± 43	1376 ± 40	1388 ± 37

To – initial values; T1 – after the 1. month of observations; T2 – after the 2. month of observation; *p<0.01

② 유전자^(DNA) 복구작용

아로니아 C3G는 강력한 세포신호전달분자^(CSM cell signaling molecule)로 작용하여 손상된 정소·난소·자궁내막·모세혈관의 유전자^(DNA)를 신속하게 복구시키고 새로운 건강한 세포들을 생성시킴으로써 난치성 불임증을 개선시키는 탁월한 효과가 있다.

정자감소증에 대한 아로니아 C3G의 효과 II

(The oLAB levels (mU/ml) in particular groups of men with oligospermia)

Specification	To	T1	T2
Men with oligospermia treated with aronia C3G	1103 ± 34	$742 \pm 24^*$	$742 \pm 24^*$
Men with oligospermia treated with placebo	1094 ± 21	1114 ± 36	1117 ± 33
Reference group	596 ± 44	601 ± 40	609 ± 38

To – initial values; T1 – after the 1. month of observations; T2 – after the 2. month of observation; $^*p<0.01$

③ 다능 성체줄기세포 활성화작용

생식줄기세포는 주로 정소와 난소에서 발견된다. 혈독으로 손상 당한 정자와 난자는 정상적인 임신이 불가능하다. 아로니아 C3G는 MAPC를 활성화시켜 손상된 정자와 난자를 신속하게 보충한다.

④ 부작용·내성이 없어 장기간 사용해도 안전하다.

관련논문

"Effect of **aronia C3G** on oligospermia in men" Ginekologia Polska (200I)

"**Aronia C3G** and their antioxidant activity" Eurofood (2005)

18. 눈세포와 C3G

스트레스와 독소로 인한 눈세포의 산화적 손상oxidative damage과 유전자 변이gene mutation는 눈세포의 자연치유력을 저하시켜 다양한 만성 난치성 눈질환시력약화·백내장·황반변성·녹내장·망막증을 유발한다.

① 눈독소 제거작용

유해산소와 산화독소는 눈세포의 심각한 손상을 유발한다. 아로니아 C3G는 각종 스트레스로부터 발생하는 유해산소와 산화독소를 신속하게 제거시켜 눈세포를 보호한다.

② 눈물샘 활성화작용

아로니아 C3G는 손상된 눈물 분비샘을 복구시켜 안구건조증을 개선시키는 작용을 한다.

③ 로돕신 생합성 촉진작용

로돕신은 야간시력을 유지시키는 중요한 눈색소다. 아로니아 C3G는 망막세포의 세포신호전달분자 CSM cell signaling molecule 로 작용하여 로돕신의 생합성을 촉진시킨다.

④ 유전자 DNA 복구작용

수정체와 망막세포의 유전자 DNA 손상은 치명적인 백내장·녹내장·망막증을 유발한다. 아로니아 C3G는 세포신호전달분자 CSM cell signaling molecule 로 작용하여 시세포의 손상된 유전자 DNA를 복구시키고 새로운 눈세포를 생성시킴으로써 백내장·녹내장·망막증을 개선시키는 작용을 한다.

⑤ 다능 성체줄기세포 MAPC multipotential adult progenitor cell 활성화작용

산화독소와 혈독에 의하여 파괴된 눈세포는 백내장·녹내장·망막증·황반변성 등으로 악화된다. 아로니아 C3G는 MAPC를 활성화시켜 손상된 눈세포를 신속하게 보충한다.

⑥ 부작용·내성이 없어 장기간 사용해도 안전하다.

관련논문

"Therapeutical Properties of **aronia C3G**" Farmacja Polska (2001)
"**Aronia C3G** inhibits endothelial progenitor cells senescence induced by OX-LDL" Journal of Clinical Lipidology (2007)

19. 전립선질환과 C3G

스트레스와 독소로 인한 전립선세포의 산화적 손상(oxidative damage)과 유전자 변이(gene mutation)는 전립선세포의 자연치유력을 저하시켜 만성 난치성 전립선질환(전립선염·전립선비대증·전립선암)을 유발한다.

① 전립선 독소 제거작용

유해산소·산화독소 등의 혈액독소는 심각한 전립선세포의 손상을 유발한다. 아로니아 C3G는 전립선을 손상시키는 혈액독소를 제거시킴으로써 전립선질환을 예방·개선한다.

② 유전자(DNA) 복구작용

전립선세포의 유전적 손상은 전립선비대증과 전립선암 등의 심각한 전립선질환을 야기한다. 아로니아 C3G는 강력한 세포신호전달분자(CSM cell signaling molecule)로 작용하여 손상된 전립선세포의 유전자(DNA)를 신속하게 복구시킨다.

③ 다능 성체줄기세포 MAPC multipotential adult progenitor cell
활성화작용

전립선세포의 노화는 전립선암과 같은 심각한 전립선질환을 야기한다. 아로니아 C3G는 MAPC를 활성화시켜 파괴된 전립선세포를 신속하게 보충한다.

④ 부작용·내성이 없어 장기간 사용해도 안전하다.

관련논문

"Therapeutical Properties of **aronia C3G**" Farmacja Polska (2001)
"**Aronia C3G** and their antioxidant activity" Eurofood (2005)

20. 성체줄기세포와 C3G

스트레스와 독소로 인한 성체줄기세포의 산화적 손상 oxidative damage 과 유전자 변이 gene mutation 는 인체의 자연치유력을 감소시켜 암을 비롯한 다양한 만성 난치성 질환 동맥경화·고혈압·당뇨·치매·뇌경색·심근경색·간질환·관절염·자가면역질환 등을 유발한다. 아로니아 C3G는 현존하는 가장 강력한 다능 성체줄기세포 MAPC multipotential adult progenitor cell 활성화 물질이다. 연구결과 아로니아 추출물은 성체줄기세포의 노화를 결정하는 텔로머레이즈의 활성력을 약 4배 정도 증가시키고, 성체줄기세포의 분열을 촉진하는 효과가 확인되었다.

세포는 단세포 세균에서 수조 개의 세포로 이루어진 인간에 이르기까지 모든 생물의 기본 구조 단위다. 대다수 동물 세포는 공통된 특징과 활동 양상을 보인다. 인간은 수백 종류의 세포를 만들어 적혈구와 면역세포는 몸 전체를 순환하고, 뼈세포는 주로 한자리에 고정되고, 신경세포는 아주 멀리까지 뻗어갈 수 있다. 다른 세포들은 기관이나 조직에 빽빽하게 모여 있으며 해당 기관이나 조직이 맡은 기능을 할 수 있도록 서로 협력한다.

심장의 근육세포들은 안정적인 동조반응을 일으킴으로써 놀라울 정도로 지속적으로 심장을 뛰게 한다. 생물이 태어날 때부터 죽을 때까지 계속 살아있는 세포도 있는 반면, 잠시 생겨나 특정한 일만 하다가 사라지고 새로 생긴 세포로 대체되는 세포도 있다. 세포들은 대개 혼자 일하지 않고 세포막을 통해 전달되는 신호전달분자를 통해 서로 의사소통을 함으로써 몸의 요구에 반응한다.

자궁에 있을 때든 태어났을 때든 그 이후에 상처나 손상을 입었을 때든 간에 생물의 성장 발달은 세포분열에 의해서 이루어진다. 세포의 핵에 있는 유전자들은 세포분열을 조절한다. 수정된 순간부터 태어날 때까지 하나의 세포는 수백만 개의 세포로 늘어야 하고, 그 수백만 개의 세포가 제 기능을 할 수 있도록 잘 만들어야 한다. 줄기세포는 유전자와 단백질의 상호작용을 통해 변화할 수 있는 전지전능한 세포인 것이다.

가장 변화무쌍한 배아줄기세포는 자신의 유전자를 이용하여 성체의 몸을 이루는 수백 종류의 세포와 조직으로 변할 수 있는 강력한 세포다. 먼 친척뻘인 성체줄기세포는 그 정도로 강력하지는 않지만 인간의 신체활동을 유지하는데 가장 핵심적인 역할을 수행한다. 생명은 하나의 세포에서 시작되며 세포 하나가 둘로 나뉘고 둘이 다시 넷으로, 넷이 여덟이 되는 과정이 세포가 수십억 개로 늘어날 때까지 계속된다. 세포들은 모이거나 흩어지기도 하고, 일하거나 빈둥거리고, 늙거나 새로 생기기도 하면서 서로 통합되어 인간이라는 거대한 생명체를 만드는 것이다.

인간은 단 하나의 세포 즉 수정란에서 시작된다. 수정된 지 하루가 지나면 배아가 형성되기 시작하며 4일이 지나면 0.1밀리미터 크기의 배반포가 되고, 이 세포군을 배아줄기세포라고 한다. 이 때부터 세포들의 큰 운명이 결정되기 시작한다. 2주 정도 되면 외배엽세포들은 신경 및 피부세포가 되고, 중배엽세포들은 혈액, 뼈, 근육세포가 되고, 심장, 골격, 정소, 비뇨계, 지방, 지라를 형성한다. 내배엽세포들은 소화관, 간,

췌장, 방광, 폐, 편도선, 인두, 부갑상선의 세포들이 된다. 인간의 배아는 한 달정도 자라면 약 3밀리미터 정도 되는데 이제 세포들은 독자적인 행동을 거의 하지 않는다. 8주가 되면 모든 주요 기관이 나타나기 시작하고, 두 달이 지날 무렵 팔다리와 심장은 형태를 뚜렷이 갖추며 뇌, 눈, 코, 귀도 보이기 시작한다. 발생 8주가 되면 모든 주요 조직과 기관이 형성되기 시작한 상태이고 배아는 태아상태로 진입한다. 태아단계는 성장이 급속하게 이루어지는 시기이며 성체줄기세포들은 뼈를 단단하게 하고, 신체기관을 형성하고, 피부를 완성하고, 혈액을 만들고, 신경계와 순환계를 마무리하며, 발생 40주가 되면 태아는 10억 개의 감각세포를 준비하고 바깥세상의 신호를 기다린다.

성체줄기세포는 다 자란 인간의 몸에서 소량 발견되며 대개 각 배엽이 만든 특정한 기관이나 조직에서 보여진다. 성체줄기세포는 인간이 살아있는 동안 체세포분열을 통해 스스로를 복제하는 능력과 몸을 이루는 완전히 성숙한 세포를 생성하는 능력을 둘 다 간직하고 있는 줄기세포인 것이다. 이러한 성체줄기세포 중에서 조건에 따라 어떤 조직으로든 분화할 수 있는 즉, 운명이 결정되지 않은 줄기세포를 다능 성체줄기세포MAPC multipotential adult progenitor cell라고 부른다.

인간이 겪고 있는 암, 당뇨, 심혈관질환, 뇌신경질환, 교원병 등의 다양한 퇴행성 난치병은 성체줄기세포의 기능과 밀접한 관련이 있다.

세포가 퇴화되거나 죽을 때 새로운 세포로 대체되지 않는다면 위와 같은 질병이 발생하게 된다. 세포가 죽어갈 때 새로운 세포를 공급하는 줄기세포가 바로 성체줄기세포다.

그래서 건강한 사람들은 성체줄기세포를 병이 있는 사람보다 더 많이 가지고 있기 때문에 질병에 걸리지 않는 것이다. 성체줄기세포는 각 기관과 조직에서 소량 발견되지만, 특히 골수에서 많이 발견되는 다능 성체줄기세포 MAPC multipotential adult progenitor cell는 다른 조직의 성체줄기세포보다 숫자도 많고 분화 능력도 더 뛰어나서 이 줄기세포를 몸의 다른 부위에 넣으면 심장, 폐, 간, 근육, 신경, 뼈, 모세혈관 등을 새롭게 만드는 것이 확인되었다. 그래서 질병의 치료를 위해서는 골수와 혈액의 건강상태가 매우 중요한 것이다.

따라서 성체줄기세포의 기능을 향상시키고 그 숫자를 증가시킨다면 손상되고 죽은 조직을 신속하게 회복하여 어떤 난치병도 치유될 수 있는 것이다.

① 아로니아 C3G는 다능 성체줄기세포의 손상을 유발하는 유해산소, 산화독소 등의 혈액독소를 신속하게 제거시켜 성체줄기세포손상을 예방한다.

② 아로니아 C3G는 다능 성체줄기세포MAPC multipotential adult pro-genitor cell의 노화를 억제하는 효소인 텔로머레이즈telomerase의 활성력을 증가시켜 성체줄기세포를 강화시킨다.

③ 아로니아 C3G는 다능 성체줄기세포MAPC multipotential adult progenitor cell의 분열을 촉진시키는 강력한 세포신호전달분자CSM cell signaling molecule로 작용하여 성체줄기세포를 증가시킨다.

④ 부작용·내성이 없어 장기간 사용해도 안전하다.

아로니아 C3G에 의한 줄기세포 텔로머레이즈의 활성도 실험

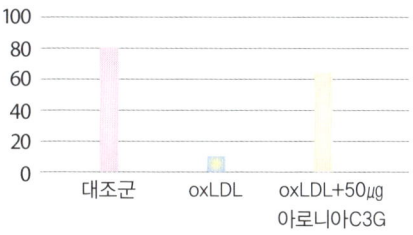

아로니아C3G 섭취전
줄기세포

아로니아C3G 섭취후
줄기세포(4배증가)

관련논문

"**Aronia C3G** inhibits endothelial progenitor cells senescence induced by OX-LDL"Journal of Clinical Lipidology (2007)
"Aronia C3G and their antioxidant activity"Eurofood (2005)

아로니아 C3G의 연구임상논문

종양과 비만에 대한 효과

제목 Effect of anthocyanins of black-fruit aronia upon reaction ofcutaneous angiogenesis in mice

출처 Przegl. Wojsk.-Med, 2002, 44 (2), 123 -127, ISSN 1507-0603

결론 신생혈관 형성은 종양조직이나 비만조직 등의 증식에 필수적인 복잡한 과정이다. 이번 실험을 통해서 아로니아 C3G 추출물이 신생혈관의 형성을 현저하게 억제 하는 것을 확인할 수 있었다. 따라서 아로니아 C3G 추출물은 종양조직과 비만조직을 억제 및 예방하는 강력한 효과가 있다고 할 수 있다.

항암치료 부작용인 면역력 저하에 대한 효과

제목 Evaluation of the immunomodulatory activity of Aronia in combination with apple pectin in patients with breast cancer undergoing postoperative radiation therapy.

출처 Clinic of Radiology, St. George University Hospital, Plovdiv, Bulgaria.

결론 일반적으로 방사선 항암치료는 면역세포인 백혈구, 특히 T세포 및 NK세포를 감소시켜 심각한 면역저하증를 유발한다. 위 실험에서는 방사선 요법을 받는 유방암 환자에게 아로니아 C3G추출물과 사과펙틴을 하루 두 번 복용시킨 결과,

대조군에 비해 종양제거림프구인 T세포와 NK세포의 숫자가 증가한 것으로 확인되었다. 아로니아 C3G추출물은 방사선요법에서 발생하는 유독한 활성산소를 제거하고 방사선으로부터 면역세포와 조직세포를 보호하는 천연 면역강화제로 작용한다.

방사선에 대한 효과

제목 The Effect of Natural Anthocyanin Dye on Superoxide Radical Generation and Chemiluminescence in Animals after Absorbed 4 Gy Dose of Gamma Radiation*

출처 Polish Journal of Environmental Studies Vol. 7, No. 6 (1998)

결론 의료용 방사선, 원자력 방사선, 전자파 방사선 등의 인공 방사선은 인체세포의 구조와 기능을 파괴시켜 백혈구 감소증, 불임, 암 등의 질병을 유발시킨다. 이번 방사선 조사 동물실험 결과 아로니아 C3G 추출물을 투여한 대조군에서는 감마선 조사로 감소된 백혈구가 증가되었고 사망률은 감소되었다. 또한 면역기능 유지에 필수적인 Adenosine Deaminase(ADA)활성을 증가시켰으며, 세포파괴물질인 프리라디칼의 생성을 억제하는 것을 확인할 수 있었다. 따라서 아로니아 C3G 추출물은 방사능 물질과 방사선 피폭으로 인한 세포손상 및 면역억제를 효과적으로 예방할 뿐만 아니라 치료할 수 있는 천연물질임을 보여준다.

동맥경화 및 발기부전에 대한 효과

제목 Combination therapy of statin with flavonoids rich extract from chokeberry fruits enhancedreduction in cardiovascular risk markers in patients after myocardial infraction (MI)

출처 Atherosclerosis. 2007 Oct;194(2):e179-84. Epub 2007 Feb 21

결론 아로니아 C3G 추출물은 동맥경화의 발생원인인 혈압과 CRP, 혈관침착물질, 활성산소를 유의적으로 감소시켰다. 따라서 아로니아 C3G 추출물의 지속적인 복용은 동맥경화를 주원인으로 발생하는 심근경색과 뇌경색을 효과적으로 개선 및 예방할 것이다.

또한, 혈관을 확장시키는 물질인 NO의 생성을 촉진시킴으로써 혈류부족으로 발생하는 남성기능장애인 발기부전을 효과적으로 개선할 것이다.

고지혈증 및 중금속에 대한 효과

제목 The influence of anthocyanins from Aronia melanocarpa on selected parameters ofoxidative stress and microelements contents in men with hipercholesterolaeia

출처 Pol. Merk. Lek., 2005, XIX, 113, 651~653

결론 고지혈증을 갖고 있는 환자들은 대부분 높은 산화 스트레스를 겪고 있다. 아로니아 C3G 추출물을 고지혈증 환자들에게 섭취한 결과 산화 스트레스 및 중금속 수치가 현저하게 감소되었다. 이와 같은 결과는 아로니아 C3G 추출물이 고지혈증 환자들의 산화 스트레스를 개선시켜 세포의 손상과 노화를 방지하는 작용이 있음을 보여준다.

임신성 당뇨에 대한 효과

제목 Influence of I anthocyanins derived from chokeberry extract on glycosylated hemoglobin level in pregnant women with-insulin-dependent diabetes mellitus

출처 Polish Journal of Gynaecological Investigations. 2001. 3(3). 123~125

결과 임신성 당뇨는 원래 당뇨병이 있는 산모와 임신 후에 임신중독 증상으로 당뇨가 발생된 경우가 있다. 현재 병원에서 사용되는 인슐린 주사는 산모와 태아에게 심각한 부작용을 유발할 수 있다. Aronia melanocarpa의 열매에서 추출한 천연물질인 아로니아 추출물은 어떠한 부작용도 없이 효과적으로 임산부의 당대사를 개선시킴으로써 향후 임산부의 인슐린 치료를 대체할 수 있음을 보여준다.

임신중독 및 미성숙증에 대한 효과

제목 Influence of natural anthocyanins derived from chokeberry extract in the generation of oxidized low density lipoproteins in pregnancies complicated by fetal intrauterine gro-wth retardation of preeclamptic origin-the role of OLAB

출처 Archives of perinatal Medicine. 2003. 9(4), 28~30.

결론 임신기간 동안 산모는 태아로부터 방출되는 노폐물들로 인한 산화 스트레스를 많이 받는다. 이러한 산화 스트레스는 고혈압, 부종, 당뇨, 미숙아, 기형아 등의 임신중독 증상을 유발하기도 한다. 아로니아 C3G 추출물은 노폐물의 처리과정에서 발생되는 산화 스트레스를 신속하게 제거함으로써 태아의 미성숙증 등과 같은 임신중독 증상을 효과적으로 예방할 것이다.

정자감소증에 대한 효과

제목 Application of l anthocyanins extracted from chokeberryfor treatment of oligospermia in men having increased levels of OLAB. Influence on the frutose level in sperm.

출처 Ginekologia Polska, 2001, 72, 12, 983-9

결론 정자감소증은 정소의 정자생성 능력이 저하된 경우를 의미한다. 혈액이 산화 스트레스를 많이 받는 경우 정소에서 필요한 영양분(fructose)과 산소공급이 원활하게 이루어지 않기 때문에 정자생산능력이 현저하게 떨어진다. 정자감소증이 있는 남성들이 아로니아 C3G 추출물을 두 달간 섭취한 결과 혈중 산화 스트레스가 현저하게 낮아졌을 뿐만 아니라 정자의 고유 영양소인 fructose의 농도가 정상으로 회복되었다. 이와 같은 결과는 아로니아 C3G 추출물이 남성 불임증의 원인인 정자부족증, 운동부족증 등의 증상에 효과적으로 응용될 수 있음을 보여준다.

혈전증에 대한 효과

제목 Effects of novel plant antioxidants on platelet superoxide production and aggregation in atherosclerosis.

출처 ournal of Physiology and Pharmacology, 2006, Vol 57, No 4, 611-626

결론 혈전은 혈액 속의 혈소판, 콜레스테롤, 낡은 세포, 죽은 세포, 칼슘 등 여러 물질들이 응집되어 발생되는 혈류 억제물질이다. 혈전이 많아지면 뇌경색과 심근경색이 유발된다.

아로니아 C3G 추출물은 혈소판의 응집현상을 강력하게 억제하고, 산화 스트레스를 제거함으로써 혈관 내에서 혈전의 생성을 방지하며 혈류를 개선시킬 것이다.

운동선수의 산화 스트레스에 대한 효과

제목 The influence of cokeberry juice supplementation on the reduction of oxidative stress resulting from an incremental rowing ergometer exercise

출처 Int J Sport Nutr Exerc Metab. 2005 Feb;15(1):48-58

결론 운동선수들은 격렬한 유산소운동과 근육운동을 통해서 많은 산화 스트레스를 유발시킨다. 또한 발생된 산화 스트레스는 세포의 과산화지질화를 촉진시켜 노화와 피로를 촉진킴으로써 경기력 저하 및 질병 유발을 야기시킨다. 특히 조정경기 선수들은 순간 산화 스트레스를 다량 방출한다. 아로니아 C3G 추출물을 섭취한 결과 세포노화물질인 혈중 과산화지질의 수치가 현저하게 개선되었다. 위와 같은 결과는 아로니아 C3G 추출물이 운동 후에 유발되는 산화 스트레스를 효과적으로 제거함으로써 운동중 발생하는 산화 스트레스에 의한 세포노화 및 손상을 예방하고 경기 능력을 향상시킬 수 있음을 보여준다.

당뇨병에 대한 효과

제목 Effects of Aronia juice as part of the dietary regimen in patients with diabetes mellitus.

출처 Folia Med (Plovdiv). 2002;44(3):20-3.

결론 당뇨는 인슐린을 분비하는 췌장과 당을 흡수하는 세포막이 손상되면 발생한다. 손상되는 원인 중 가장 중요한 것으로 산화 스트레스가 있다. 산화 스트레스는 정신적, 육체적, 환경적 스트레스에서 유발되며 인체의 모든 세포막을 산화시켜 기능저하를 유발한다. 대부분의 당뇨병 및 당뇨합병증도 산화 스트레스가 원인이 된다. 아로니아 주스는 혈당과 당화혈색소, 콜레스테롤 등을 동시에 감소시켰다. 따라서 아로니아 추출물은 당뇨환자의 체내에서 발생하는 다량의 산화 스트레스를 신속하게 제거함으로써 1형 및 2형 당뇨에 좋은 효과를 나타낼 것이다.

당뇨 및 당뇨합병증에 대한 효과

제목 Influence on Aronia melanocarpa on experimental rat's dibetes

출처 Herba Polonica, 1999. XLV. 4. 345~353

결론 아로니아 C3G 추출물은 실험쥐의 뇨에서 당을 감소시켰으며 혈장과 뇨에서 세포노화물질인 TBARS를 감소시켜 조직세포의 지질과산화를 저해시켰다. 또한 당뇨합병증인 쇠약증과 체중감소를 효과적으로 예방하였다. 따라서 아로니아 C3G 추출물은 강력한 혈당강하 작용 및 항산화 효과를 통한 당뇨병 진행 억제 및 합병증 예방에 효과를 보여준다.

심장질환 및 산화 스트레스

제목 Anthocyanins-An adjunct to cardiovascular therapy?

출처 Kardiol. Pol. 2002. 57. 332

결론 아로니아 C3G 추출물은 혈중 과산화지질과 과산화단백질을 감소시켰다. 혈중 과산화지질은 생체 내에서 산화적 스트레스와 불포화지방산이 결합하여 발생된 세포독소이며 많은 질병의 원인물질로 평가받고 있다. 서구화된 식습관, 특히 동물성 지방의 과다섭취, 과도한 업무 스트레스, 공해 등으로 인한 대량의 산화 스트레스의 발생으로 협심증, 심근경색, 심장마비 등의 심혈관질환이 급증하고 있다. 아로니아 C3G 추출물은 산화 스트레스의 제거를 통해서 과산화독소들의 발생을 감소시키고 혈관세포의 산화를 방지하는 강력한 심혈관질환 예방물질이라고 할 수 있다.

간세포 보호 효과

제목 Effect of anthocyanins on biochemical parameters in rats exposed to Cadmium

출처 Acta biochimica polonica, v.50 no.2, 2003, pp.543-548

결론 유독화학물질은 인체의 간에 심각한 손상을 야기시킨다. 특히 대표적인 유해물질인 중금속은 우리 몸에서 산소와 반응하여 대량의 강력한 산화 스트레스를 유발시켜 간세포

를 손상시킨다

위 실험에서 아로니아 C3G 추출물은 신장 및 간에서 중금속인 카드뮴의 농도를 감소시켰고, 간의 손상지표인 ALT와 AST의 수치를 정상수치로 감소시켰다. 따라서 위 실험에서 아로니아 C3G 추출물이 카드뮴, 납, 수은 등과 같은 중금속 유해독소들로부터 간세포를 보호하는 효과가 입증되었다.

췌장염에 대한 효과

제목 Effects of anthocyanines from Aronia Melanocarpa on course of experimental pancreatitis.

출처 Polski Merkuriusz Lekarski, 2000, 8, 48, 395-398

결론 급성 췌장염은 스트레스를 받을 때 발생한다. 날을 새거나 과음을 하거나 정신적인 충격을 받거나 할 때, 대량의 산화 스트레스가 체내에서 발생하여 세포를 공격하는 것이다. 아로니아 C3G 추출물은 췌장염의 임상지표인 부종과 혈액확산, Adenosine Deaminase 등을 감소시켰다. 아로니아 C3G 추출물은 산화 스트레스를 강력하게 제거함으로써 염증의 진행을 막는 강력한 항염물질로 작용한다.

위궤양에 대한 효과

제목 Antiulcer/activity of anthocyanin from aronia melanocarpa Elliot

출처 Herba Polonica, Vol. XLIII 1997, Nr 3, 222-227

결론 알코올은 위궤양을 일으키는 주요 인자다. 알코올이 분해되어 발생하는 아세트알데히드는 위점막세포를 손상시켜 위염 및 위궤양을 유발한다.

임상실험에서 아로니아 C3G 추출물은 위점막의 손상을 강력하게 억제하였고 장기(폐, 간장, 소장)세포의 손상을 억제하였다. 따라서 아로니아 C3G 추출물은 알코올로부터 점막세포를 보호함으로써 위장질환, 간질환, 폐질환 등을 예방할 수 있을 것이다.

줄기세포 노화 및 손상에 대한 효과

제목 Flavonoid rich chokeberry fruit extract inhibits endothelial progenitor cells senescence induce by oxidized LDL

출처 Journal of Clinical Lipidology. 2007. 1(5). 86

결론 조직의 노화는 줄기세포의 노화에 의해서 가속화된다. 신속한 조직세포의 재생은 난치병의 치료와 예방에 매우 중요한 위치를 차지한다. 조직세포의 재생에 필요한 줄기세포는 골수에서 생성되어 각 조직세포에 전달되며, 혈액에 들어있는 과산화지질과 산화콜레스테롤 등의 혈독은 줄기세포를 손상시켜 조직세포의 재생을 힘들게 한다.

아로니아 C3G 추출물은 혈독의 일종인 산화콜레스테롤(OX-LDL)에 의한 줄기세포의 손상을 강력하게 억제하고, 줄기세포 수명유전자인 텔로미어의 노화를 4배 정도 연장시켰다.

따라서 아로니아 C3G 추출물은 신속한 조직재생을 필요로 하는 노화를 포함한 만성 난치성 질환의 치료와 예방에 큰 도움을 줄 것이다.

고혈압, 만성 심장질환, 관절염 및 산화 스트레스에 대한 효과

제목 Antioxidant activity of anthocyanins from Aronia melanocarpa

출처 Balnelogia polska, Vol. XXXVII, 2, 1993, 5~10

결론 고혈압, 심장병, 관절염 등과 같은 만성질환을 갖고 있는 환자는 체내 활성산소가 대량 생산된다. 약물과 스트레스가 그 원인이라 하겠다. 이와 같은 환자들에게 아로니아 C3G 추출물을 섭취한 결과 산화 스트레스의 생성을 강하게 억제하였다. 따라서 아로니아 C3G 추출물은 만성질환자들의 혈액 내 산화 스트레스를 감소시켜 과산화지질의 생성을 방지함으로써 고혈압 등 만성질환의 진행을 억제할 것이다.

아로니아의 분석 및 항산화력에 대한 효과

제목 Aronia melanocarpa phenolics and their antioxidant activity

출처 Eur Food Res Technol. 2005. 221. 809~813

결론 Aronia melanocarpa 열매 및 그 제품들은 높은 항산화 활성을 갖는 천연 폴리페놀 화합물이다.

기타 베리류와의 항산화력 비교

제품 Oxygen Radical Absorbing Capacity of Phenolics in Blueberries, Cranberries, Chokeberries, and Lingonberries

출처 Journal of agricultural and food chemistry. 51(2). 2003. 502-509

결론 아로니아는 블루베리의 6배, 크랜베리의 9배, 링건베리의 4배 이상의 산화방지력을 가진 것으로 나타났다. 아로니아의 이러한 강력한 산화방지력은 대량의 시아닌과 폴리페놀 때문에 나타나는 것으로 밝혀졌다. 아로니아는 세포막의 산화와 핵과 미토콘드리아의 DNA 변이를 억제함으로써 세포손상과 노화, 암과 같은 유전자변이 질병을 예방할 수 있을 것이다.

2
자연치유

우리 몸은 외부의 도움 없이 병의 원인이 되는 이물질을 제거하고 손상된 조직을 복구하는 능력 즉 면역력·해독력·복구력을 가지고 있다. 이러한 생명체 고유의 방어와 복구능력을 자연치유력이라고 한다. 따라서 자연치유력이 강하면 어떤 상태에서도 질병이 걸리지 않는다. 그러나 반대로 자연치유력이 약해지면 언제든지 발병하게 된다.

건강한 상태에서는 일시적인 스트레스와 독소로 유발된 대부분의 병은 저절로 낫는다. 왜냐하면 인체의 자유치유 시스템이 아래와 같이 정상적으로 가동하기 때문이다.

지나친 스트레스와 독소로 유발된 혈류장애과 조직파괴를 회복하기 위해서 자동으로 우리몸의 자율신경은 아세틸콜린과 프로스타글란딘을 대량 분비시킨다.

대량 분비된 아세틸콜린과 프로스타글란딘이 손상된 조직과 혈류를 회복시키는 과정에서 불쾌한 반응인–통증·가려움·부종·발열·발진·출혈–등의 치유반응이 일어난다. 이러한 치유반응을 성공적으로 끝내고 파괴된 조직세포의 복구를 마쳤을 때 비로소 병이 낫게 되는 것이다.

이러한 치유반응은 환자에게는 큰 괴로움이 따르는 고통이지만 병을 고치려면 반드시 거쳐야만 하는 과정이기도 하다. 즉 괴로운 고통은 낫기 위한 치유반응인 것이다.

예를 들면 전날 무리해서 운동을 지나치게 하면 다음날 반드시 몸살이 뒤따른다. 운동 후 생기는 몸살은 저하된 혈류를 회복하여 노폐물을 제거하고 파괴된 조직을 복구시키는 치유반응인 것이다. 그러므로 신속하게 병을 치유하기 위해서는 환자의 치유반응을 도와주어야 한다. 열이 날 때는 수분 섭취와 휴식을 취해주면서 땀을 빼고, 통증이 있을 때는 혈류를 신속하게 회복시키는 목욕과 온찜질을 하는 것이 좋다. 더불어 혈관을 확장시키는 아로니아 C3G를 병행하면 더욱 효과가 있을 것이다.

병이 낫고자 하는 사람은 자연치유반응을 방해하는 현대의학의 대증요법으로부터 벗어나서 치유반응을 적극적으로 도와주는 자연치유요법을 택해야만 한다.

현대의학의 대증요법은 몸이 나으려고 하는 반응을 대부분 막아버리기 때문에 아무리 일시적으로 효과 있는 대증요법제일지라도 암·고혈압·당뇨병·아토피성 피부염·요통 등의 만성 질환을 근본적으로 치료하는 것은 절대 불가능하다는 사실을 꼭 명심해야 한다.

자연치유력의 진정한 주체는 면역을 담당하는 백혈구와 해독을 담당하는 효소, 그리고 복구를 담당하는 줄기세포다. 백혈구·효소·줄기세포의 능력을 키울 수 있다면 어떠한 질병도 치유가능하다.

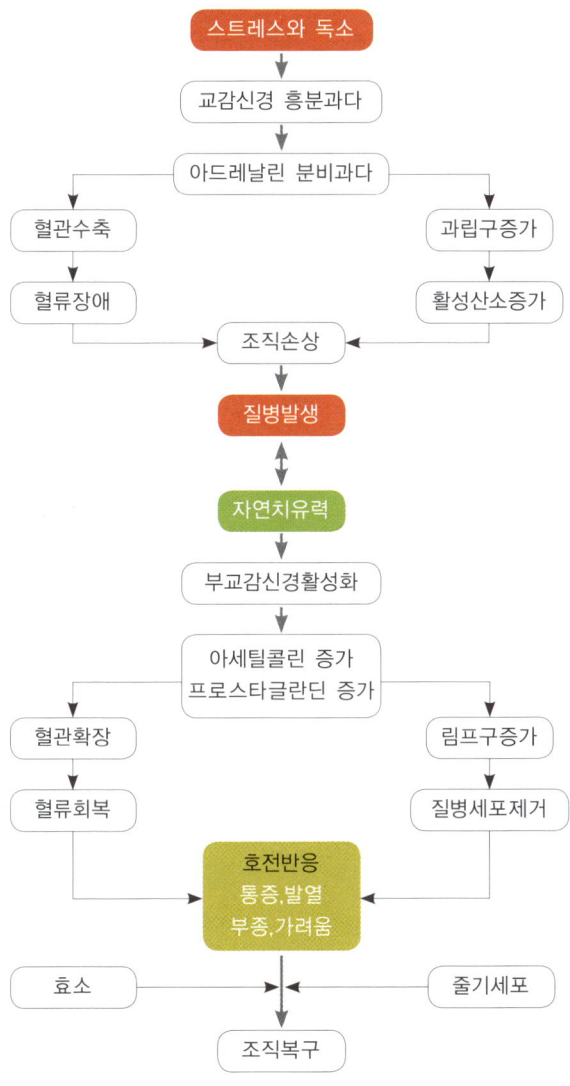

자연의학과 현대의학

자연의학이란 용어는 19세기에 처음 사용되었지만 이미 수천년 전부터 중국, 인도, 한국, 그리스 등 동서양의 수많은 나라에서 행하여 온 치유의 지혜를 모은 학문이다.

20세기 이후로 수술요법과 대증요법제의 비약적인 발달로 인하여 현대의학이 의학계의 주류로 자리를 잡으면서, 전통적

현대의학과 자연의학의 차이

현대의학	자연의학
인체는 기계다	인체는 소우주다
마음과 육체는 별개다	마음과 육체는 나눌 수 없다
질병의 원인은 주로 외부에 존재한다	질병의 원인은 주로 내부에 존재한다
증상을 중심으로 치료한다	원인을 중심으로 치료한다
인체를 분석하고 세분화한다	인체의 통합과 조화를 중시한다
약물과 수술에 초점을 둔다	식이요법과 생활습관에 초점을 둔다
객관적 정보을 중시한다(차트, 통계 등)	주관적 정보를 중시한다(식욕, 기분 등)
고전물리학과 분자생물학을 바탕으로 한다	양자물리학과 생물학을 바탕으로 한다
확실성이론을 중시한다.	가능성이론을 중시한다
건강검진을 통해서 건강을 파악한다.	육체, 마음, 감정, 환경의 상호관련성을 통해서 건강을 파악한다
합성의약품을 주로 사용한다	영양보충제와 약용식물을 주로 선택한다
병원은 전지전능한 지위를 갖는다	병원은 치유과정의 파트너이다
치유의 주체는 의사와 약물이다	치유의 주체는 환자와 자연치유력이다
질병은 惡이다	질병은 善이다

인 자연의학은 비주류이자 대체의학으로 취급받게 되었다.
하지만 현대의학이 인간 본래의 자연치유력을 무시하고 무차별적인 수술과 대증요법제를 남발하면서 면역력약화·약물내성·슈퍼박테리아 출현 등의 수많은 부작용을 낳았고, 특히 스트레스와 독소로 인해 자연치유력 생명력이 저하되어 발병하는 암과 만성난치성질환에는 그 한계점을 분명하게 드러내고 있는 현 시점에서 자연치유요법으로 자연치유력을 키워 질병을 예방하고 치유하는 자연의학이 점점 확산되고 있다.
자연의학의 목적은 환자 개인에게 맞는 자연치유요법을 통해 환자 고유의 자연치유력을 끌어올려 질병의 원인이 되는 질병세포와 독소를 제거하고 건강한 세포를 만들어 환자의 생명력을 정상으로 끌어올리는데 있다.

자연치유요법과 대증치료요법

현대의학은 병의 원인을 제거하기보다는 병의 증상을 개선시키는 방향으로 발전해왔다. 그래서 현대의학을 증상을 개선시킨다는 의미의 대증의학이라고도 부른다. 현재 양방 병원에서 처방되는 약의 대부분이 대증치료약물이라고 해도 과언이 아니다.
지붕에 구멍이 나서 빗물이 샐 경우 현대의학은 방바닥에 떨어진 빗물을 닦는 방식으로 병을 다루는 반면, 자연의학은 방바닥에 떨어진 빗물보다는 구멍난 지붕을 직접 수리하는 방식으로 질병을 치유한다.

우리 몸의 생명력 즉 자연치유력이 남아있다면 발병하기 전 상태로 몸을 원상회복시키기 위해서 치열하게 발버둥을 칠 것이다. 이것이 치유반응이다.

이 반응을 질병의 핵심, 즉 악惡으로 규정하고 강하게 막는 약이 대증치료약물이다. 몸에서 자연적으로 일어나는 세포복구반응인 자연치유반응을 대증치료약물로 지속적으로 억제할 경우 독소생성→혈관닫힘→산소부족→면역력저하로 이어지면서 암과 만성난치성질환이 발병하게 된다.

1. 대증치료요법의 특징

① 병의 증상을 치료하는 것에 중점을 둔다.

② 모든 질병의 원인은 외부 이물질세균·바이러스·외부독소에 있다고 본다.

③ 급성질환과 응급질환에 효과적이다.

④ 19세기 프랑스 의사이자 생물학자인 파스퇴르의 외부세균이론에서 비롯되었다. 외부세균이론이란 모든 질병은 외부 미생물이 내부로 침입하여 발생한다라는 이론이다.

2. 자연치유요법의 특징
① 병의 원인을 치료하는 것에 중점을 둔다.
② 모든 질병의 원인은 자연치유력 즉, 내부 생명력^{백혈구·효소·줄기세포}에 있다고 본다.
③ 만성질환과 난치질환에 효과적이다.
④ 19세기 프랑스 과학자인 베르나르의 내부면역이론에서 비롯되었다. 내부면역이론이란 모든 질병은 인체내부의 면역력이 저하되어 발생한다라는 이론이다.

3. 자연치유력을 저하시키는 대증치료약물
① 진통소염제
혈관확장·통증·발열을 유발하는 자연치유호르몬인 PG^{프로스타글란딘prostaglandin}의 합성을 억제하여 치유반응인 혈관확장 및 통증과 부종을 억제한다. 혈관확장 및 통증과 부종이 억제되면 면역세포와 면역효소계가 불활성화되어 염증세포과 종양세포를 제거할 수 없다.

② 해열제
혈관확장·통증·발열을 유발하는 자연치유호르몬인 PG^{프로스타글란딘prostaglandin}의 합성을 억제하여 발열을 억제한다. 해열제로 혈관확장과 발열이 억제되면 면역세포와 면역효소계가

불활성화되어 독소와 노폐물제거는 불가능해진다.

③ 항생제·항균제
면역활성화물질을 분비하는 장내유익균을 사멸시켜 면역작용을 억제한다. 장내유익균은 장의 소장과 대장에 존재하는 인체에 유익한 세균으로 면역효소와 소화효소를 분비하여 인체의 면역기능과 소화능력을 증진시키는 역할을 한다.

④ 면역억제제
스테로이드와 시클로스포린 등의 면역억제제는 독소와 노폐물 등을 제거하는 면역세포의 공격능력을 둔화시켜 면역작용을 억제한다. 면역작용이 억제되면 통증·발열·부종 등의 치유반응은 나타나지 않지만 모든 세포의 수명은 짧아진다.

⑤ 항암제
항암제는 암세포의 분열을 억제할 뿐만 아니라 정상세포와 면역세포의 분열과 성장을 억제한다. 항암제로 일부 암의 크기를 줄일 수 있어도 결코 암을 죽일 수 없다. 오히려 정상세포를 공격하여 새로운 암세포를 만드는 강력한 발암물질로 작용한다. 항암제는 혈관을 닫게 하고 백혈구를 죽여 자연치유력을 현저하게 떨어뜨린다.

⑥ 마취제

대부분의 마취제는 혈관을 수축하고 정상세포와 면역세포의 활동성을 약화시켜 자연치유반응을 억제한다.

⑦ 항히스타민제

면역세포인 마스트셀에서 분비되는 면역물질인 히스타민의 분비를 억제함으로써 면역반응을 억제한다. 가려움증은 해결할 수 있지만 염증을 만성화시킨다.

⑧ 위산분비억제제

위산은 위점막세포에서 분비된다. 라니티딘, 오메프라졸 등의 위산분비억제제는 타 조직에서 분비되는 각종 효소와 호르몬의 분비를 억제시켜 유익한 면역반응을 억제한다. 속쓰림은 개선할 수 있지만 간손상과 헬리코박터균의 성장을 촉진시켜 위궤양과 위암을 유발할 수 있다.

⑨ 혈당강하제·인슐린

혈당강하제와 인슐린은 인체에 강력한 스트레스와 독소로 작용하여 새로운 염증을 유발하여 자연치유력을 저하시킨다. 또한 혈당강하제의 혈당강하효과는 보통 1주일 정도밖에 지속되지 않으며 당뇨합병증의 예방효과는 거의 없다. 뿐만 아니라 인슐린의 장기간 투여는 실명을 유발하는 주원인으로 밝혀지고 있다.

⑩ 혈압강하제

혈압강하제는 심장과 관상동맥의 기능을 약하게 하여 허혈성 심혈관질환과 불안증을 유발하고 혈류를 떨어뜨려 자연치유력을 저하시킨다. 고혈압약을 장기간 복용하면 우울증과 심장마비에 걸릴 확률이 높아진다.

⑪ 콜레스테롤 합성억제제

콜레스테롤은 간에서 합성된다. 콜레스테롤 합성억제약은 간의 콜레스테롤 합성효소의 생성을 억제할 뿐만 아니라 간에서 생성되는 다양한 해독효소의 합성을 억제시켜 전체 해독기능을 저하시킨다. 최근 미국 FDA와 영국 노팅험대학의 콕스박사는 지난 6년간 200만 명의 심혈관질환 환자들을 대상으로 조사분석한 결과 대표적인 고지혈증약인 스타틴제제 아토르바스타틴(리피토)·프라바스타틴(프라바콜)·로수바스타틴(크레스토)·심바스타틴(조코)가 급성 신부전·백내장·근육약화·간기능손상·뇌기능손상·혈당상승 등의 심각한 부작용을 나타낼 수 있다고 경고했다.

질병발생기전

1. 내독소에 의한 질병 발생

체내에서 자연발생하는 독소를 내독소라고 한다. 내독소란 고민·과로·과식 등의 과도한 스트레스를 받을 때 주로 미토콘드리아와 과립구에서 발생하는 유해산소·산화독소와 체내 유해균에서 발생하는 미생물독소를 일컫는다.

인체가 과도한 스트레스와 외부독소에 노출될 경우 전투신경인 교감신경이 흥분하면서 아드레날린·코티솔·과립구가 증가한다. 이때 다량 분비된 아드레날린과 코티솔은 뇌와 근육의 대사를 촉진시켜 전투준비를 하게 하고, 증가된 과립구는 세균 등의 외부독소에 맞써 싸울 준비를 하게 한다. 이러한 과정을 준비하는 동안 혈관이 좁아지고 혈류가 저하되어 백혈구와 적혈구 이동이 늦어지면서 면역력이 떨어지고 산소가 부족해진다. 또한 미토콘드리아·과립구·유해균으로부터 발생한 유해산소·산화독소·미생물 독소가 장·혈액·림프액을 오염시키고 온몸의 조직세포를 손상시켜 결국 염증과 종양을 유발하는 것이다.

2. 외독소에 의한 질병 발생

외부에서 유입되는 중금속·간 유독물·미생물·단백질분해물·과산화지질 등을 통틀어 외독소라고 한다. 구강을 통해서 들어온 외독소는 직접 또는 유해산소·산화독소를 발생시켜 장점막세포를 손상시키거나 혈액 내로 흡수되어 온몸을 순환하면서 방어력이 약해진 체조직의 염증과 종양을 유발한다. 또한 폐를 통해서 흡수된 외독소도 마찬가지로 폐와 체내의 조직세포를 파괴시켜 염증과 종양을 유발시킨다.

독소의 종류
①중금속-납, 수은, 카드뮴, 니켈, 알루미늄
②간 유독물-약물, 알코올, 유기용매, 살충제, 제초제, 식품첨가물
③미생물 유래성분-세균독소, 효모독소, 미생물항체
④단백질분해산물-암모니아, 요산, 페놀, 유화수소, 아민, 인돌, 스카톨
⑤활성산소 3종-O_2^-(수퍼옥사이드이온)→H_2O_2(과산화수소)→$OH\cdot$(하이드록시라디칼)
⑥산화독소-과산화지질(POL), 산화콜레스테롤(OX-LDL), 최종당화산물(AGE), 이소프로스탄, 말론디알데히드
⑦전자파-핸드폰, 컴퓨터, 전자제품
⑧방사선-자외선, X-ray, CT촬영, 항암방사선, 대기방사선

스트레스란?
생물학적 반응을 일으킬 수 있는 모든 장해-열, 추위, 환경독소, 미생물독소, 외상, 고민, 과로, 과식, 약물, 자외선, 공포, 불안 등-를 말하며 스트레스 장해의 강도는 체질에 따라 제각기 다르다.

채식동물인 인간

육고기는 현대인의 식단에서 중요한 식품으로 여겨지고 있다. 사람의 소화기관은 소장과 대장이 긴 모양인데 이는 동물성 단백질을 소화시키는 구조가 아니다. 사자나 늑대 같은 육식동물들의 장의 구조는 소화관이 짧아서 고기를 소화한 후 찌꺼기가 신속하게 배출되게 되어 있다.

채식동물로 태어난 현대인들은 창조주의 뜻과 반대되는 육식의 식습관을 가지게 되었다. 그 결과, 지나치게 섭취된 육류의 소화되고 남은 찌꺼기가 부패되어 생성되는 암모니아, 아민, 페놀, 유화수소, 요산, 인돌 등의 단백질 분해독소가 대장암을 유발하는 주요한 원인이 되고 있는 것이다.

인간과 생태학적으로 거의 유사한 야생 침팬지나 오랑우탄의 육식 비율은 약 1~5% 정도밖에 되지 않는다. 만성질병을 예방하고 치유하기 위해서는 육식의 섭취비율을 10%대로 줄여야만 할 것이다.

3. 음식물에 의한 질병 발생

①정백식품(백미·백설탕·정제소금·정제밀가루)

정백식품은 완전히 비타민·미네랄·섬유질 결핍식이기 때문에 당질대사의 혼란을 야기하여 무기력한 체질을 만들고 특히 자율신경계의 혼란을 유발하여 노이로제·신경증과 위염·신경통·갱년기장애·당뇨병·뇌졸중 등을 일으킨다.

②동물성 단백질식품(소고기·돼지고기·닭고기·햄·소시지 등)

완전히 소화되지 않은 육류는 장에서 부패되어 다양한 단백질분해산물을 만들어낸다. 암모니아·요산·황화수소·아민·페놀·인돌·스카톨 등의 단백질분해산물은 장내세균을 유해균으로 변질시키고 장점막을 손상시킬 뿐만 아니라 혈액으로 흡수되어 온몸의 체조직을 손상시켜 암과 위장질환·간질환·심혈관질환을 유발한다.

③우유 및 유제품

우유는 송아지가 먹는 물질이다. 송아지도 크면 우유를 분해하는 효소인 락타아제가 분비되지 않아 더 이상 우유를 먹지 않는다. 그런데 포유류 중에서 유일하게 인간만이 성인이 되어서도 다른 동물의 젖인 우유를 먹는다. 그 결과 유당이 분해되지 않아 복통이나 설사가 발생하고 장이 손상되는 것이다.

유소아 시절 잦은 우유와 유제품의 섭취는 알레르기와 백혈병을 유발한다. 우유의 단백질은 위장의 소화효소에 의해서 가수분해되어 폴리펩타이드를 거쳐 아미노산으로 분해되어 흡수된다. 그러나 장관점막면역이 발달되지 않은 어린이들은 아미노산이 되기 전에 폴리펩타이드 상태로 흡수되어 혈액으로 들어가면 항원이 되어 거부반응인 전신 알레르기가 나타나는 것이다. 또한 우유의 산화된 지방성분과 부패된 단백질 성분이 장내환경의 악화로 발생한 유해균으로 인하여 점막파괴와 염증이 반복되면서 궤양성대장염과 크론병이 발생한다. 또한 백혈병에 걸린 아이들은 이유할 때 대부분 모유 대신 우유에 설탕을 타서 먹인 경우가 많다. 백설탕과 우유는 아이들의 면역계를 손상시켜 치명적인 백혈병과 알레르기를 유발시키기 때문에 이유 후에 우유와 유제품을 절대 먹여서는 안된다.

그리고 우유는 혈액을 산성화시켜 뼈로부터 칼슘을 배출시킨다. 혈액이 산성화되면 생명이 위험하기 때문에 중화시키기 위해서 뼈로부터 칼슘을 녹여 배출시키는 것이다. 그래서 지나친 우유 섭취가 골다공증의 직접적인 원인이 되는 것이다.

2001년 하버드대학에서도 7만 8천명을 대상으로 12년간 조사한 결과 "우유는 골다공증을 유발할 뿐만 아니라 동맥경화·고혈압·당뇨병·관절염·궤양성대장염·크론병·알레르기질환·여드름·천식·백혈병·어린이 당뇨병의 주원인이다"라고 발표했다.

④계란

계란은 담낭·관상동맥·뇌와 특유의 친화성을 갖는다. 따라서 과도한 계란 섭취는 위 장기에 축적되어 담낭질환·심장마비·뇌장애를 일으킨다. 또한 계란은 뇌세포를 마비시켜 두뇌활동을 억제하므로 머리 좋은 아이로 키우려면 계란을 적게 먹여야 한다.

⑤식품첨가물

ⓐ합성보존료는 발암물질이며 햄·절임·반죽·간장 등에 사용된다.

ⓑ합성착색료는 발암성·정신장애를 일으킨다. 과자류·절임등에 사용된다. 발색제인 아질산나트륨은 육류의 아민과 고온에서 작용하여 발암물질인 니트로소아민이 생성된다.

ⓒ착색제는 보존료와 함께 먹으면 발암성이 있다. 햄·소시지 등에 사용된다. 소르빈산칼륨(보존료)이 아질산나트륨(발색제)과 반응하면 산성상태가 되고, 일정 열이 가해지면 발암물질인 에틸니트릴산이 생성된다.

ⓓ합성감미료중 사카린은 발암성이 있으며 솔비톨은 대량섭취하면 설사를 하게 된다. 절임·과자류·청량음료·반죽제품에 사용한다.

ⓔ산화방지제인 BHT는 탈모의 원인이며 버터·마가린·냉동식품 등에 사용된다.

ⓕ점성증가제의 대량섭취에 의해 골다공증이 발생하며 햄·반죽제품 등에 사용된다.

4. 스트레스에 의한 질병 발생

대부분의 병은 과도한 스트레스에서 온다. 마음의 걱정거리, 육체적 과로, 장기간 약물복용, 잘못된 음식섭취, 환경 등의 위협적인 스트레스는 인체 내에서 프리라디칼이라는 치명적인 혈액독소를 발생시켜 혈액을 타고 온몸의 세포를 철저히 파괴시킨다. 이때, 공격당한 정상세포는 세포가 파괴된 정도에 따라 염증세포, 궤양세포, 경화세포, 경색세포, 암세포 등으로 바뀐다. 프리라디칼이라는 혈독에 의해서 세포막이 손상되면 염증, 미토콘드리아가 손상되면 궤양 및 경화, 핵이 손상되면 종양이 되는 것이다. 결국 스트레스 정도에 따라 정상세포는 염증이 될 수도 종양이 될 수도 있는 것이다.

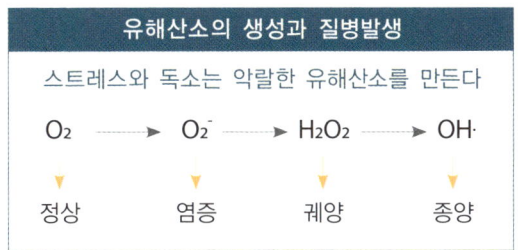

4-1. 스트레스와 질병세포

①염증세포는 세포의 세포막이 파괴된 세포다.

②궤양세포는 세포의 세포막과 미토콘드리아 DNA의 일부가 파괴된 세포다.

③경화세포와 경색세포는 세포의 세포막과 미토콘드리아 DNA의 대부분이 파괴된 세포다.

④종양세포는 세포의 세포막과 핵 DNA가 파괴된 세포다.

충치와 스트레스

각종 스트레스로 교감신경이 우위가 되면 타액 분비가 억제되어 충치가 생긴다. 타액에는 소화효소뿐만 아니라 면역물질이 포함되어 있기 때문에 부족하면 충치와 염증이 발생하는 것이다. 치아를 잘 닦지 않아도 충치가 없는 사람들은 타액에 면역물질을 듬뿍 가지고 있다.

4-2. 스트레스와 생리변화

① 과도한 스트레스는 혈관을 수축시켜 심각한 혈류장애와 산소가 부족한 허혈상태를 유발한다. 스트레스로 발생한 혈류장애와 허혈상태는 조직 내에 노폐물을 축적시켜 심한 통증과 염증을 유발하는 것이다. 어깨결림, 손발저림, 두통, 요통, 무릎통증, 안면마비, 신경통, 류머티즘, 오십견, 치질, 탈모, 정맥류, 치주질환, 탈모, 현기증, 이명, 고혈압, 뇌경색, 심근경색, 협심증, 동상, 냉증, 아토피성피부염, 섬유근통증, 월경곤란증, 자궁근종, 자궁내막증 등이 혈류장애와 허혈상태로 유발되는 질병이다.

② 과도한 스트레스는 암과 바이러스를 죽이는 림프구를 감소시킨다. 림프구의 감소는 면역력을 감소시켜 암과 감기, 감염증의 발생을 촉진시킨다.

③ 과도한 스트레스는 배설과 분비능력을 저하시킨다. 배설

과 분비능력이 저하되면 변비, 담석, 지방간, 통풍, 임신중독증, 당뇨병, 녹내장, 고혈압 등이 발생한다.

④ 과도한 스트레스는 유해산소 등의 프리라디칼의 생성을 증가시킨다. 프리라디칼이 증가되면 조직의 노화가 진행되어 검버섯, 주름, 기미, 동맥경화가 생긴다. 프리라디칼이 증가되면 조직이 파괴되어 암, 위궤양, 궤양성대장염, 크론병, 십이지장궤양, 백내장, 당뇨병, 통풍, 갑상선기능장애 등이 생긴다. 프리라디칼이 증가되면 화농성염증이 악화되어 급성폐렴, 급성충수염, 감염, 췌장염, 화농성편도염, 구내염, 여드름, 부스럼 등이 생긴다.

스트레스와 약의 악순환
약으로 증상을 억제하면 약의 부작용에 의해서 계속해서 다른 약을 먹어야 하는 지경에 이른다. 약의 연쇄를 끊을 수 없게 되어 악순환으로 빠져든다.
스트레스·독소→조직손상→염증발생→NKT(자기감시림프구)증가→발열, 통증, 부종, 가려움→스테로이드제·소염진통제→혈관수축→고혈압→혈압강하제→불안증→항불안제→혈당상승→혈당강하제→교감신경흥분→과립구증가→조직파괴→염증발생→NKT(자기감시림프구)증가→발열, 통증, 부종, 가려움→스테로이드제·소염진통제→혈관수축·저산소증·면역력저하→만성염증·종양

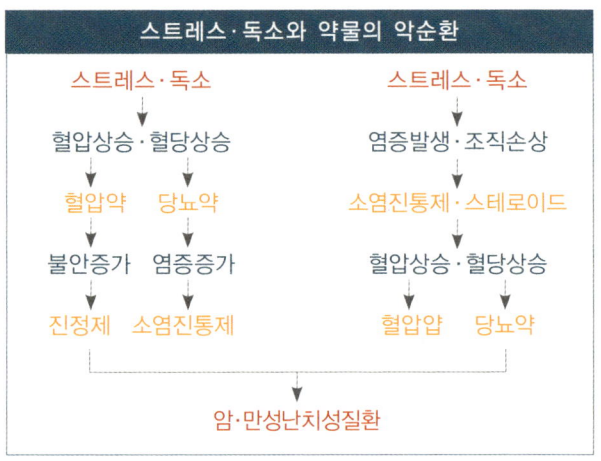

자연치유기전

아로니아 C3G(P64 참조)가 혈독제거·혈관확장·백혈구활성화·줄기세포생성을 유도하고 노유파 지방산(P164 참조)은 생체막과 면역조절호르몬을 만들며 바이오 크로마틴(P165 참조)으로 DNA와 DNA 단백질을 공급하고 파이토 SOD(P166 참조)가 세포막과 세포핵을 보호함으로써 면역세포·혈류세포·해독세포·줄기세포가 활성화되면 생체내의 자연치유력(면역력·혈류력·해독력·복구력)이 상승되어 어떤 난치성 만성질환도 치유가 가능하게 한다.

자연치유력의 핵심 주체는 백혈구·효소·줄기세포다.

정상적인 자연치유력을 가진 사람은 튼튼한 혈관을 통해서 건강한 백혈구가 온몸을 헤엄쳐 다니면서 우리 몸의 이물질(즉 종양세포·염증세포·노후세포·바이러스·세균 등)을 샅샅이 찾아 제거하고, 체내에서 풍부하게 생성된 체내효소가 혈관·림프관·장관·말초혈액공간에 퍼져있는 치명적인 독소를 중화시키고, 새로운 줄기세포가 손상된 세포를 복구시키기 때문에 질병에 걸리지 않는 것이다.

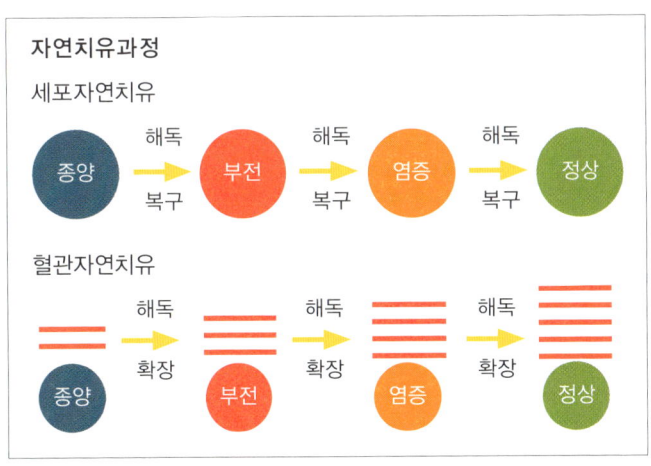

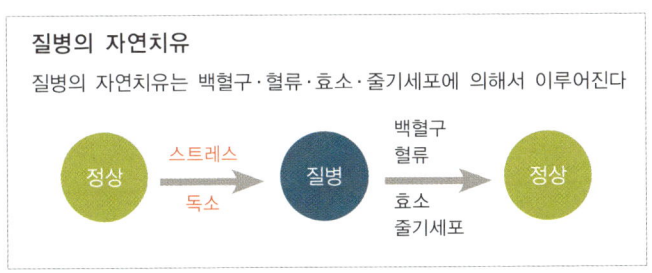

말초혈액공간

말초혈관·림프관·조직세포 사이에 존재하는 틈새공간을 말하며 독소, 바이러스, 세균, 세포노폐물, 적혈구, 백혈구, 호르몬, 효소 등이 집결하여 폐기물을 처리하는 인체 최대의 전신 면역·해독장기

JBK 자연치유요법

아로니아 C3G는 혈독제거·혈관확장·백혈구활성화·줄기세포활성화를 강력하게 유도하는 CSM(세포신호전달물질, cell signaling molecule)과 독소를 제거하는 천연효소로 작용한다.

노유파 지방산은 세포호흡과 영양분이동을 담당하는 생체막(세포막·핵막·미토콘드리아막)과 면역·혈류·혈당을 조절하는 자연치유호르몬인 PG(프로스타글란딘, prostaglandin)의 필수적인 구성성분이 된다.

크로마틴 DNA로 핵과 미토콘드리아의 유전자의 구성에 필요한 DNA와 DNA 단백질을 공급한다.

자연치유 3대 물질인 아로니아 C3G·노유파 지방산·크로마틴 DNA를 섭취함으로써 면역세포·혈류세포·해독세포·줄기세포가 활성화되면 생체 내의 자연치유력(면역력·혈류력·해독력·복구력)이 상승되어 어떤 만성난치성질환의 예방과 치유도 가능하게 한다.

자연치유력의 3요소

1. 백혈구

우리 몸은 100조 개의 세포로 되어 있다. 이 중 10조의 세포는 우리 자신의 세포이며 나머지 90조의 세포는 음식물의 소화와 이물질 제거 등에 도움을 주면서 우리 세포와 공생하는 미생물 세포이다. 10조의 우리 세포 중에서 가장 중요한

세포는 백혈구라고 불리우는 면역세포다. 백혈구는 수중 아메바처럼 혈액과 림프액을 헤엄쳐 다니면서 이물질을 포착하고 제거하는 역할을 한다.

우리몸을 지키는 백혈구는 대식세포·과립구·림프구의 세 종류가 있다. 이물질의 크기와 형태에 따라 담당하는 백혈구도 달라진다. 세포의 100분의 1일 정도 크기인 세균과 같은 이물질은 과립구가, 세포의 10,000분의 1일 정도 크기인 화분이나 바이러스와 같은 매우 작은 이물질은 림프구(T림프구·B림프구)가 각각 담당하고 있다. 특히 림프구 중 대형과립림프구라고 불리우는 NK세포와 자기감시림프구인 NKT세포는 신체 내부에서 발생하는 이상자기세포인 암세포·염증세포·노후세포를 제거한다.

또한 매크로파지라고 불리우는 대식세포는 모든 면역의 시작과 정리를 책임지고 있는 면역의 총사령관이자 우리몸에 존재하는 세포 중에서 가장 오래된 조상 세포다.

NK cell(natural killer cell)
자연살해세포로 불리우며 주로 암세포를 제거한다.

NKT cell(natural killer T cell)
자연살해T세포로 불리우며 주로 염증세포와 노후세포를 제거한다.

백혈구의 진화
모든 백혈구는 아메바와 같은 위족운동과 탐식작용을 하는 대식세포에서 진화되었다.
T세포의 진화　　대식세포 → NK세포 → NKT세포 → T세포
B세포의 진화　　대식세포 → NK세포 → B-1세포 → B세포
과립구의 진화　　대식세포 → 과립구

면역을 담당하는 백혈구의 건강상태는 자연치유력의 핵심적인 요소다. 백혈구는 신체 내의 혈액과 림프액에서 활동하기 때문에 백혈구의 활동성을 증가시키기 위해서는 혈액과 림프액을 고도로 정화하는 작업이 필요하다.

또한 백혈구는 우리가 섭취하는 음식물에서 만들어지기 때문에 건강한 백혈구를 만들기 위해서는 양질의 오염되지 않은 음식을 섭취해야 한다. 따라서 질병 완치에 필수적인 자연치유력을 올리기 위해서는 면역세포인 백혈구의 기능과 숫자를 증가시키는 혈액정화 및 세포영양 프로그램이 반드시 필요하다.

백혈구의 시간대별 활동
림프구　　주로 밤에 활동한다. 암세포, 염증세포, 노후세포, 바이러스 등을 제거한다.
과립구　　주로 낮에 활동한다. 세균 등을 제거한다.
대식세포　24시간 활동한다. 림프구와 과립구에 공격명령을 내리는 사령관 역할을 담당한다.

2. 혈류

혈류란 혈액의 흐름을 말한다. 혈액의 흐름은 혈관탄력성·혈액점도·혈전생성에 달려있다.

혈독혈액독소에 의해서 혈관세포가 손상되면 혈관의 탄력성이 약해지면서 혈액의 흐름이 떨어진다. 그리고 혈액에 지방·당분·콜레스테롤 등이 많아져서 혈액의 점도가 높아지면 혈액의 흐름이 저하된다. 또한 혈관에 혈전이 쌓이면 혈액의 흐름이 약해진다. 혈전은 콜레스테롤·지방·세포노폐물·죽은 세포·섬유세포·백혈구·적혈구·혈소판 등이 혈관벽에 쌓여 커진 것을 의미한다.

만일 위의 혈전 구성성분들이 혈독에 의하여 산화되면 혈전생성은 더욱 가속화된다. 심장의 관상동맥에 혈전이 생기면 심근경색, 뇌동맥에 혈전이 생기면 뇌경색이 발생하게 된다.

혈류와 면역력
① 혈류가 좋아지면 백혈구의 이동속도가 빨라져 질병세포가 신속하게 제거된다.
② 혈류가 좋아지면 백혈구로 산소와 영양분의 이동이 빨라져 면역력이 더욱 강해진다.
③ 혈류가 좋아지면 혈독인 이산화탄소와 세포노폐물을 신속하게 배출시켜 백혈구의 손상을 최소화한다. 혈류는 자연치유력의 주체인 백혈구의 이동과 활동에 절대적인 역할을 한다. 아로니아 C3G는 혈관확장·혈독제거·혈관복구 등 혈류를 개선시키는 강력한 자연치유물질로 작용한다.

3. 효소

해독과 복구를 담당하는 체내효소는 자연치유력에 없어서는 안될 중요한 요소다. 생명이 있는 곳에는 반드시 효소가 있다. 사람이 움직이고 호흡하며 소화시키고 사고하는 모든 생명활동도 효소의 힘으로 이루어진다. 즉, 생물의 온갖 생명활동을 담당하는 것이 체내 효소이다.

체내 효소는 생명력의 근원이다. 그래서 체내 효소가 결핍되거나 과도하게 소모되면 노화를 앞당겨 질병을 유발하고 수명을 단축시키므로 건강하게 오래 살기 위해서는 몸속에 효소가 충분하게 유지되어야 한다.

체내 효소는 미네랄 주위를 단백질로 감은 단백질화합물의 일종으로 36.5℃의 체온에서 활성화되며, 무려 3,000~5,000종에 달하는 체내 효소는 대부분 장내의 유익한 세균에 의해서 만들어진다.

유아의 상처가 빨리 낫는 이유는 유아의 자연치유효소가 노인보다 100배 가량 많이 있기 때문이다. 아로니아 C3G는 체내효소를 보충하고 활성화시키는 강력한 자연치유물질로 작용한다.

효소의 분류
복구효소　　　손상된 세포를 재생하거나 복구하는 효소
예) 손상된 세포핵 DNA를 복구시키는 유전자복구효소

해독효소　　치명적인 독소를 중화하거나 제거하는 효소
예) 유해산소를 제거하는 항산화효소
소화효소　　탄수화물·단백질·지방을 소화시키는 효소
예) 탄수화물을 분해하는 아밀라아제
대사효소　　조직세포의 기능유지에 필요한 효소
예) 줄기세포를 활성화시키는 텔로머라아제

4. 줄기세포

우리 몸에서는 매일 수 천억 개의 세포가 죽는다. 어떤 세포는 수명을 다하고 죽지만 어떤 세포는 병들어 죽기도 하고 어떤 세포는 자살하기도 한다. 이때 백혈구가 병든 세포와 죽은 세포를 정리한 다음, 남아있는 체세포가 분열하여 조직을 재생하거나 살아있는 성체줄기세포가 분화를 시작하여 죽은 세포의 자리를 대체하는 것이다.

건강한 줄기세포는 건강한 체세포를 만들기 때문에 자연치유력을 최대로 끌어올리기 위해서는 줄기세포의 노화를 최대한 막아야 한다. 노화된 줄기세포는 병든 세포를 만들어 자연치유를 불가능하게 만든다.

해독요법을 통해서 줄기세포의 노화를 막고 복구요법으로 건강한 성체줄기세포를 유지하고 생성할 수 있다면 인체의 자연치유력이 상승되어 어떤 질병의 치유도 가능하다.

아로니아 C3G는 MAPC다능성체줄기세포 multipotential adult progenitor cell를 활성화시키는 강력한 자연치유물질로 작용한다.

줄기세포

배아줄기세포와 성체줄기세포 나눌 수 있다. 배아줄기세포는 수정란이 분화하여 4~6일이 지난 배반포상태의 세포주를 말한다. 전능세포라고도 하며 개체를 형성하거나 모든 세포로 분화가 가능하다.

반면 성체줄기세포는 신체 각 조직에서 미량 발견되는 무한정 분열하는 세포를 말한다. 대부분의 성체줄기세포는 특정조직으로의 분화가 정해진 것으로 알려졌지만 최근 장과 버페이는 골수·뇌·근육·피부·심장·간·폐·위 등에서 모든 세포로 분화가 가능한 강력한 MAPC(다능성체줄기세포 multipotential adult progenitor cell)를 발견하였다.

자연치유원칙

1. 무해

면역력을 저하시키는 방법은 어떤 경우에도 사용하지 않는다. 대부분의 대증요법제는 면역력을 저하시킨다.

면역력을 감소시키는 대증요법제

ⓐ암 3대 요법(수술·항암제·방사선)은 혈관을 수축시키고 혈액을 응고시켜 면역력을 심하게 감소시킨다.
ⓑ대표적인 합성약물인 소염진통제·마취제·항생제·화학요법제 등은 교감신경을 자극하여 면역력을 감소시킨다.

2. 신뢰

내 몸 안의 자연치유력을 절대적으로 신뢰한다. 자연치유에 대한 긍정적이고 확고한 믿음은 베타엔돌핀을 대량 분비하여 면역과 혈류를 개선시킨다.

베타엔돌핀
긍정적으로 생각할 때 단백질은 베타엔돌핀과 부신피질호르몬으로 분해된다. 베타엔돌핀은 뇌에서 분비되는 스트레스 해소 호르몬이다.

3. 원인

단순한 증상치료가 아닌 병의 근본적인 원인을 파악한 후 제거한다. 질병의 원인은 스트레스와 독소다. 스트레스와 독소의 원인이 무엇인지 파악하고 제거하는 자연요법을 실시해야 한다.

4. 복합

인체는 육체적, 정신적, 감정적, 사회적, 영적 영역으로 이루어진 하나의 소우주복합체다. 단순한 육체적 증상만을 보지 않고 전체적으로 인체를 파악해야 한다.

5. 예방

진정한 자연치유는 예방을 통해서 완성된다. 질병의 치유가 완료된 후에도 재발방지를 위해 자연요법을 지속적으로 실시한다.

6. 교육

자연요법에 대한 체계적인 교육을 통해서 자연치유를 실행한다. 자연치유개론, 인체중요시스템, 자연치유 프로그램, 질병별 자연요법 등을 교육받는다.

7. 자연

가공과 합성이 아닌 순수한 자연상태의 생명체만을 받아들인다. 가공합성물질인 식품첨가물, 합성약물 등은 간에 유독한 독소로 작용하여 자연치유력을 저하시킨다.

식품첨가물
대표적인 합성제품으로 합성색소, 합성향료, 합성조미료 등은 간을 손상시키는 유독물질로 작용한다.

8. 안녕

건강이란 최적의 신체·정신·감정·영적 상태를 의미하고, 안녕이란 궁극적인 감정적 건강상태를 말한다. 죽음을 앞둔 중증 암환자의 경우에도 고도의 "안녕"상태를 이룰 수 있다. 자연요법의 목표는 최적의 건강상태를 이루는 것이며, 질병의 정도와 관계없이 환자의 안녕을 확립하는 것이다.

상사이론(相似理論)

인체 질병 부위와 형태·기능·색과 유사한 천연물질을 활용하여 질병을 치유하는 이론으로 "모든 것은 하나다"라는 만물일체론을 바탕으로 한다. 서양에서는 증후이론(doctrine of signature)이라고도 불린다.

① 인삼 뿌리가 인간을 닮아 자양강장용으로 사용
② 은행 세계적으로 가장 오래된 수종이며 장수 및 항스트레스용으로 사용
③ 도인 종자가 여자의 자궁생식기를 닮아 모든 부인병에 사용
④ 우슬 줄기 마디가 무릎관절을 닮아 관절염에 사용
⑤ 아로니아 열매가 적자색이고 방사선에 살아남아 뇌심혈관질환 및 면역질환에 사용
⑥ 로벨리아 꽃이 인간의 위장을 닮아 구토에 사용
⑦ 혈근초 양귀비과 식물인 혈근초는 뿌리와 수액이 피색깔이며 혈액정화제로 사용
⑧ 블루코호시 가지가 인체의 사지를 닮아 근육경련에 사용
⑨ 해구신 100마리의 암컷을 거느리는 수컷 물개의 생식기로 정력약화에 사용
⑩ 황금 줄기가 황색으로 황달 등의 간장질환에 사용

치유반응

자연치유요법을 시작한지 나흘 후부터 혈독소과 림프독소를 제거하고 혈류와 면역이 증진되면서 암은 물론 만성염증이나 궤양·골절·고혈압·당뇨 등이 치유되기 시작한다. 신체의 치유가 시작되면 선택적으로 치유되지 않고 전체적으로 치유반응이 나타난다. 이 치유반응으로 온몸에 있는 모든 손상을 한꺼번에 치유하게 된다.

이처럼 강렬한 자연치유가 일어나는 동안 호전반응으로 알려진 발열·부종·통증·출혈·가려움·기침·가래·오한·콧물·몸살·현기증·눈곱·발진·구내염·구역·메스꺼움·우울증·식욕부진·불면·설사·변비·혈당상승·음식에 대한 혐오감·복부팽만·화·분노 등의 증상이 나타난다.

보통 첫 번째 치유반응은 6일 이후에 나타나며 1일에서 3일 정도 짧게 지속되고 두 번째 치유반응은 체력이 보강되어 30일 이후에 심하게 나타나며 7일에서 15일 정도 지속되며, 세 번째 치유반응은 90일 이후에 더욱 심하게 나타나며 15일에서 30일 정도 지속된다.

스테로이드요법이나 항암요법을 받은 경우에는 보통 6개월 후에 치유반응이 심하게 나타난다. 이처럼 치유반응이 단계적으로 나타나는 이유는 병든 신체는 축적된 독소를 한 번에 제거할 수 있는 해독력과 체력이 없기 때문이다. 그래서 신체의 독소에 대한 해독력과 체력의 회복 정도에 반응해서 단계적 치유반응이 나타나는 것이다.

위와 같은 반응은 자연치유요법으로 면역과 혈류가 정상화되면서 세포에 축적된 오래된 독소를 제거하고 새로운 세포를 재생시키는 과정에서 나타나는 긍정적인 반응이므로 현대의학의 대증요법제로 이 과정을 막으면 안된다.

질병을 완치하기 위해서 치유반응은 반드시 거쳐야 하는 필연적인 반응이므로 두려워하지 말고 치유가 완료되어 증상이 사라질 때까지 지속적으로 자연치유요법을 실시하도록 한다.

자연치유의 12가지 적

①육류, 우유, 달걀, 유제품 등의 아미노산 함유 식품은 소장에서 부패되어 아민, 페놀, 유화수소, 인돌, 암모니아 등 장내독소를 만든다.

②백미, 백설탕, 정제소금, 밀가루 등의 정백식품은 비타민, 미네랄, 파이토케미칼 등의 천연항산화제가 제거된 식품으로 암, 심장병, 당뇨병 등의 다양한 질병을 유발한다.

③정제식용유, 압착기름 등은 강력한 프리라디칼로 작용하여 인체 세포를 산화시킨다.

④합성색소, 합성향료, 합성조미료 등의 식품첨가물은 체내에서 독소로 작용하여 혈액과 세포를 오염시킨다. 암 및 만성

질환의 주원인으로 밝혀지고 있다.

⑤일반화장품, 스프레이, 일반샴푸, 표백제, 세척제 등에 함유된 화학독소는 피부와 호흡기로 흡수되어 혈액과 림프액을 오염시켜 면역력을 저하시킨다.

⑥발아종자에 함유된 미숙단백질 L-카나바닌은 신체의 면역체계를 억제한다.

⑦알루미늄 제품과 알루미늄 호일은 뇌를 손상하거나 알츠하이머 치매를 유발한다.

⑧전자레인지는 음식에 해로운 화학반응을 일으켜 유독한 아미노산을 생성시키고 전자파를 방출하여 인체 세포를 손상시킨다.

⑨다량의 염소, 불소, 불순물 등이 함유된 수도물은 사용하지 않는다. 불소함유제품(치약 등)은 골다공증과 암을 유발한다.

⑩모든 의약품은 자연치유에 심각한 방해독소로 작용하므로 일체 중지하도록 한다.

⑪니코틴과 알코올은 강력한 치유의 적이다. 니코틴은 독성과 중독성이 강한 물질이며 타르는 폐와 기관지 세포에 달라붙어 암과 염증을 유발한다. 과도한 알코올 섭취는 뇌와 간에 독성을 가하고 위염, 위궤양, 췌장염, 우울증 등을 유발하고 결국 간경변으로 사망하게 된다.

⑫농약, 제초제, 성장촉진제, 화학비료를 사용한 농산물과 유전자조작 농산물은 신체의 면역체계를 저하시켜 각종 만성질환의 원인이 된다.

암치유의 5가지 적
①종양제거수술

종양수술은 인체에 심각한 스트레스로 작용한다. 인체가 스트레스를 받으면 여지없이 혈관이 수축되고 혈전이 생성되며 과립구가 증가한다. 수술로 증가된 과립구는 암 주변의 정상세포를 손상시켜 새로운 염증과 암을 유발하는 것이다.

또한 외과수술을 하기 전에 마취 및 안정과 혈압상승을 막기 위해 진정제 및 마취제를 투여하고, 감염과 통증을 막기위해 항생제와 진통제를 투여하는 등 해로운 수많은 약물독소가 환자의 장기에 침투된다. 이러한 약물들은 산소와 백혈구의 이동통로인 혈관을 차단하여 면역력을 저하시킨다.

최근에는 항생제의 과도한 사용과 병원의 나쁜 위생상태로 인해 모든 항생제에 저항하는 슈퍼버그라고 하는 박테리아가 출현하여 환자의 생명을 위협하고 있다.

따라서 종양이 장기를 압박하거나 출혈 등의 위급한 상황을 예외로 하고 대부분의 수술은 급하게 할 필요가 없다. 수술을 결정하기 전에 충분한 시간이 있다. 최소한 3개월 동안 자연치유요법을 실시하여 면역 및 혈류의 기능을 끌어올린 후 수술을 결정해도 늦지 않다.

②방사선 치료

방사선은 의학적 진단이나 치료를 위해서 사용된다. 특히 암 진단을 위해 사용되는 CT촬영은 많은 양의 방사선을 사용하여 면역저하 등 인체에 심각한 부작용을 초래한다.

특히 암치료를 위해 사용되는 과량의 방사선은 면역기능 및 혈류기능을 동시에 저하시켜 오히려 암을 유발하는 발암물질로 작용한다는 것을 명심하자.

방사선을 쬐면 암을 죽이는 백혈구인 림프구가 60~80% 이상 감소하여 나중에 새로운 암세포가 발생하게 된다.

환자의 부작용을 줄이기 위해서 암 부위만 집중적으로 방사선을 사용하는 스마트요법이 개발되었지만 전체적인 면역기능이 떨어지는 것은 막을 수 없다.

③화학요법

화학요법제의 목적은 빠르게 분열하는 성질을 가진 암세포의 분열을 억제하여 악성종양의 뿌리를 뽑는 것이다. 그러나 화학요법제로 암세포를 죽일 때 주변의 건강한 세포도 같이 죽게 되어 림프구수 저하, 메스꺼움, 구토, 내출혈, 구강궤양,

탈모, 기억상실 등의 증상이 나타나게 된다.

불행한 사실이지만 화학요법제로 암세포를 완전소탕할 수는 없다. 오히려 화학요법제의 남용은 항암제로 죽지 않는 슈퍼암세포를 만들어 암 치유를 불가능하게 할 수도 있다.

④소염진통제와 스테로이드 약물

대부분의 소염진통제와 스테로이드 약물은 면역을 억제하고 혈류를 차단시켜 발열, 통증, 부종 등의 면역혈류반응을 강하게 억제하는 작용을 하므로 면역력이 저하된 암환자나 만성질환자들이 사용해서는 안되는 약물이다. 또한 이러한 약물들을 상시로 복용하는 사람들은 혈액순환이 원활하지 않아 몸이 매우 차다. 암환자는 대부분이 몸이 차며 평균체온이 35℃ 미만이다.

⑤스트레스

헝가리 내분비학자인 한스 셀레박사가 처음으로 사용한 말이다. 스트레스는 신체가 유쾌하거나 불쾌한 상황을 가리지 않고 외부의 자극에 무조건 반응하는 것이다. 스트레스를 어떻게 받아들이느냐에 따라 변화에 성공적으로 적응하기도 하고 그렇지 못하기도 한다.

생명체는 건강을 유지하기 위해서 일정 수준의 스트레스가 필요하다. 그러나 시스템이 처리할 수 없는 과도한 스트레스는 병리적 현상을 초래하게 된다. 현대인들이 실제 혹은 가상의 위험에 접하면 석기시대의 맘모스나 적의 도끼날에 직면했을 때 보이는 생물학적 변화를 일으킨다.

즉 교감신경이 흥분하여 뇌하수체와 부신피질에서 아드레날린과 코티졸을 신속하게 분비시킨다. 심장박동은 증가하고 혈당수치가 상승하고 소화기관은 소화기능을 멈추고 팔다리로 혈액을 보내어 싸울 준비를 하는 것이다. 이 모든 변화는 싸움이 끝나거나 안전한 상태로 벗어나게 되면 사라진다.

현대인들의 위험은 동굴생활을 했던 선조들과는 달리 비폭력적인 것들로, 제대로 배출되지 못하면 절망, 좌절, 분노, 억울한 감정을 가지게 된다. 예를 들면 비판적인 직장상사, 지옥같은 교통혼잡, 처절한 승진경쟁, 입시전쟁, 건강공포증 등 벗어날 수 없는 상황에 처한 현대인들은 누구나 비정상적으로 각성된 상태에서 위험을 인식하고 저항하고 에너지를 소진시키는 3단계를 거치면서 생명력이 저하된다.

지속적으로 스트레스에 노출되면 혈관이 닫히고, 자연적으로 산화적 스트레스 즉 프리라디칼이 대량 발생하여 혈액을 오염시키고, 과량 생성된 혈액독소가 주요한 신체내 조직세포를 손상시켜 암을 비롯한 고혈압, 당뇨병, 교원병 등의 심각한 만성질환 등을 유발하는 것이다.

부도, 파산, 채무, 이혼, 죽음, 질병, 실직 등의 스트레스를 극복하기 위해서 더 열심히 일하고, 시간에 쫓겨 인스턴트푸드와 정크푸드로 배를 채우고, 불면증을 달래기 위해 수면제를 먹고, 밤낮으로 일하기 위해서 커피와 알코올을 마시고 담배를 피우게 되는데 결과적으로 스트레스 자체보다는 스트레스에 적응하는 방식이 고통과 질병을 더 악화시키는 것이다.

3
인체 중요 시스템

세포

세포는 소우주라고 볼 수 있다. 하나의 세포에서 일어나는 수천 가지의 물리화학적인 반응들은 대우주의 원리나 법칙만큼이나 복잡하고 다양하면서도 일정한 규칙 안에서 질서정연하게 일어나고 있기 때문이다.

인체를 구성하는 세포는 무려 100조 개에 이른다. 이중 10조 개가량이 본래 인체 세포인 자기세포(自己細胞)이며, 나머지 90조 개의 세포는 세균, 바이러스, 기생충 등의 미생물군으로 이루어진 비자기세포(非自己細胞)로 수 백만년 전부터 인체 세포와 공생하고 있는 이방인 세포이다.

인간은 자기보다 9배 많은 이방인들과 동거하면서 주인 행세를 하고 있는 것이다. 자연계에 존재하는 원소는 모두 92종이며 이중 세포를 구성하는 원소는 약 20종이다. 이 20종 가운데 탄소, 수소, 산소, 질소, 나트륨, 유황, 인을 주원소라고 하고, 이것들이 약 99%를 차지한다. 이 중에서도 수소 63%, 산소 22.5%, 탄소 9.5%를 합치면 모두 95%나 된다. 6대 주원소 이외에도 칼슘, 마그네슘, 철분, 망간, 구리, 염소, 칼륨, 요오드, 불소, 알루미늄, 규소 등이 세포를 구성하는 미량원소로 세포의 1%를 차지한다.

세포의 구조와 기능

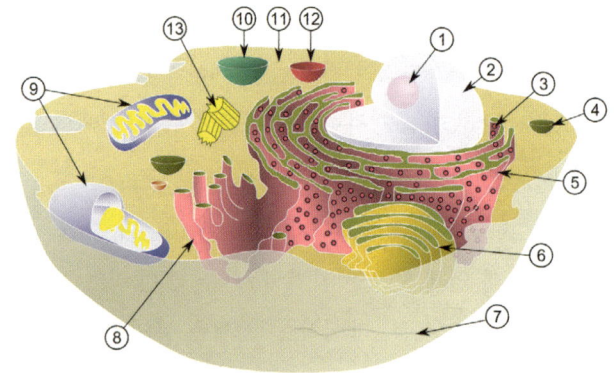

① 핵소체 : 입자라는 의미인 인(仁)으로 불리우며 단백질과 RNA로 구성되어 있으며 리보솜을 만든다.

② 세포핵 : 세포의 머리 즉, 사령부로 단백질과 DNA로 구성되어 있으며 mRNA를 통해 단백질 합성지령을 내린다.

③ 리보솜 : 단백질과 RNA로 구성되어 있으며 mRNA의 지령을 받아 단백질을 합성한다.

④ 소포 : 수송수단의 역할을 하며 단백질, 지질, 탄수화물 등의 영양분과 노폐물을 이동시킨다.

⑤ 조면소포체 : 리보솜이 있는 소포체로 단백질을 합성한 후 골지체로 이동시킨다.

⑥ 골지체 : 소포체에서 온 단백질, 지질 등을 가공, 농축, 포장하여 분비한다.

⑦세포막 : 울타리와 출입문의 역할을 하며 당지질, 인지질, 콜레스테롤, 단백질, 스테롤로 구성된 이중막으로 물을 제외한 나머지 물질을 선택적으로 통과시킨다.

⑧활면소포체 : 지질, 호르몬, 스테로이드를 합성한 후 골지체로 이동시킨다.

⑨미토콘드리아
- 발전소와 난로 역할을 하며 산소호흡을 통해 에너지를 만든다.
- 칼슘의 생체항상성 기능을 담당하여 체액을 pH7.35~7.45로 유지한다.
- 질병세포를 자살시키는 에이포토시스(apoptosis) 기능을 담당한다.
- 자체 DNA를 가지고 있어 세포분열과는 무관하게 자기복제를 한다.
- 미토콘드리아는 모계유전을 한다.
- 난자 하나에는 미토콘드리아가 약 30만 개가 있고 정자 하나에는 약 150여 개가 있다.

⑩액포 : 영양분과 노폐물을 저장한다.

⑪세포질 : 이온, 효소, 탄수화물, 염, 단백질, RNA와 같은 거대분자로 구성된 분자스프

⑫리소좀 : 구형에 가까운 입자로 지방, 단백질, 탄수화물,

핵산 등을 소화시키는 소화효소가 40여 종이 있으며 노화된 세포소기관, 죽은 세포, 바이러스, 세균 등을 분해시킨다. 리소좀막이 약해지면 소화효소가 과잉분비되어 자기세포가 분해되는 노화 또는 자가면역질환이 나타난다.

⑬중심소체 : 세포분열할 때 방추체 역할을 한다.

백혈구

백혈구는 면역세포다. 백혈구는 기본적으로 대식세포에서 진화하여 과립구와 림프구로 진화했다. 백혈구는 오후 2시 기준으로 대식세포 5%·림프구 35%·과립구 60%의 비율로 구성되어 있다.

대식세포는 사령관 역할을 수행하며, 과립구는 대식세포의 지시를 받아 세포크기의 100분의 1 정도 크기의 세균과 같은 비교적 큰 이물질을 제거한다. 림프구 또한 대식세포의 지시를 받아 세포크기의 10,000분의 1정도 크기의 바이러스·화분·단백분자 같은 작은 이물질을 제거하고 있다. 림프구 중에서 장에서 만들어지는 자기감시림프구는 대식세포의 지시를 받지 않고 독자적으로 암과 염증세포 같은 병적인 세포를 찾아 제거하는 역할을 하고 있다. 특히 림프구 중 NK세포는 암세포를 찾아 제거한다.

혈액의 주요 고체 성분과 그 기능

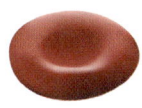

적혈구
원형, 혈색소(헤모글로빈) 때문에 붉게 보인다.
핵이 없고 움푹 들어가 있다.
혈액의 산소를 운반한다.

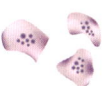

혈소판
불규칙한 상태.
지혈(혈액응고 반응) 기능.

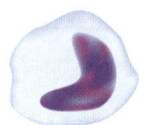

백혈구
원형에 가까운 불록정형,
아메바 운동으로 혈관 내외를 이동할 수 있다.
세균 처리 및 면역 기능.

백혈구의 구성과 역할

구성		역할
과립구 60%	호중구	과립구의 약 95%를 차지하며 세균탐식 및 혈중 노폐물을 처리한다.
	호산구	과립구의 5% 미만을 차지하며 히스타민을 방출하여 독소의 제거를 촉진한다.
	호염기구	과립구의 2% 미만이며 헤파린을 분비하여 혈전의 생성을 억제한다.
림프구 35%	NK세포	이상자기세포(암세포, 염증세포, 감염세포, 노화세포)를 죽이는 림프구. 주로 장관에서 만들어지며 항체를 만들어 이상자기세포를 죽인다.
	NKT세포	이상자기세포(암세포, 염증세포, 감염세포, 노화세포)죽이는 림프구. 주로 장관에서 만들어지며 직접 이동하여 이상자기세포를 죽인다.
	B-1세포	이상자기세포(암세포, 염증세포, 감염세포, 노화세포)죽이는 림프구. 주로 장관에서 만들어지며 항체를 만들어 이상자기세포를 죽인다.
	킬러T(Tk)세포	주로 흉선에서 만들어지며 바이러스에 감염된 세포나 암세포를 죽인다.
	B세포	주로 골수에서 만들어지며 항체(면역 글로블린)를 발사하여 바이러스를 죽인다.
	헬퍼T(Th)세포	매크로파지로부터 지시를 받아 킬러T세포와 B세포에게 바이러스의 공격을 지시한다.
	억제T(Ts)세포	바이러스가 죽으면 킬러T세포와 B세포에게 공격중지를 지시한다.
대식세포(macropharge) 5%		모든 백혈구의 원형세포. 면역의 총사령관이자 청소부 역할을 수행한다.

골수

골수는 조혈면역기관이다. 골수는 뼈의 안쪽 공간에 위치한 유연한 조직이다. 골수는 구성 세포의 비율에 따라 적골수와 백골수로 구분된다. 적골수는 대부분 조혈 세포들로 구성되어 있고, 백골수는 대부분 지방 조직으로 구성되어 있다. 골수는 대상성 조혈기관으로 감염 또는 단식 등의 응급상황에서 적혈구·백혈구·혈소판을 만든다.

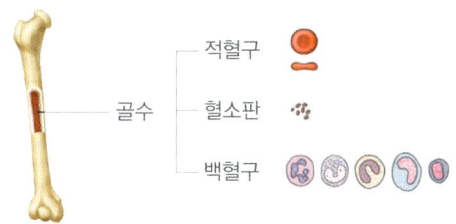

골수의 역할
골수는 단식이나 감염 등의 응급상황에서 조혈작용을 담당하는 핵심조직이다. 골수에는 거핵세포가 존재하며 거핵세포가 다양한 혈구세포를 만들어낸다. 이러한 조혈작용을 대상성 조혈이라고 한다.

흉선

흉선은 조혈면역기관이다. 흉선은 Thymus라고 불리우는 대상성 면역기관으로 늑골 뒤쪽과 심장 앞쪽에 있는 부드러운 지방같은 두개의 연분홍빛 회색 엽조직이다. 흉선은 어류의

아가미에서 진화되었으며 골수에서 온 미성숙한 백혈구가 성장하는 곳으로 외부에서 들어오는 바이러스 등의 이 물질부터 우리몸을 보호한다.

연령에 따라 크기가 다르며, 태어났을 때 12~15g, 사춘기 때 30~40g이며, 그 뒤에는 퇴화하여 지방조직이 되고 60세에 10~15g이 된다. 흉선은 림프구와 세망세포(reticular cell)로 구성되어 있다. 세망세포는 림프절과 같이 느슨한 망을 형성하여 그 사이 공간을 림프구가 채우고 있다.

흉선은 대상성 T림프구를 생성하고 이중 보조 T세포는 B세포와 협력하여 항체를 형성한다.

흉선의 구조와 위치

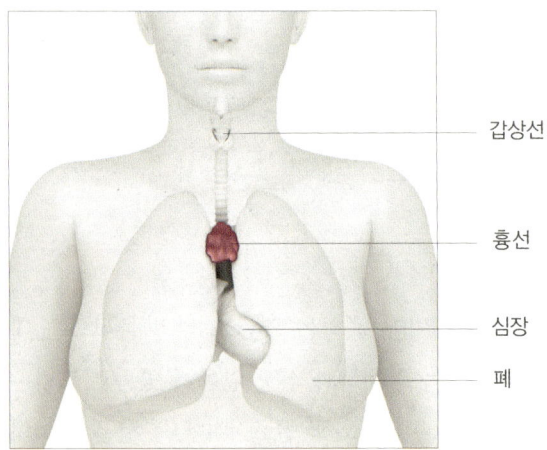

심장

심장의 구조

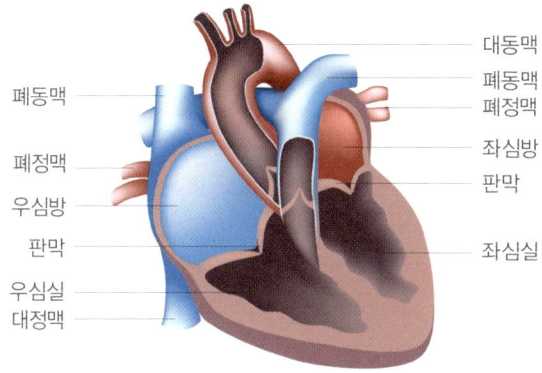

심장은 혈액공급기관이다. 심장은 200~300g 정도 되는 근육의 주머니다. 매일 10만 번 박동하고 10만 킬로미터의 혈관을 2,000번씩 순환한다. 평생 동안 25억 번을 박동하고 약 3,750억 리터의 혈액을 운반한다.

심장이 권투선수의 주먹의 힘으로 이러한 불가사의한 운동을 할 수 있는 이유는 심장근육이 가로무늬근(수의근)이지만 민무늬근(불수의근)의 특성을 가지고 있으며, 심장근육은 수축과 이완을 반복할 때 5:1의 휴식시간을 갖기 때문이다.

혈관과 심장, 심혈관계는 산소와 중요한 영양소를 인체세포로 운반하고 세포 노폐물을 제거하는 가장 큰 시스템이다. 아로니아·딸기 같은 적색 또는 분홍색 식물이 심장에 좋다.

심장박동수와 수명

모든 동물은 심장이 20억 번 뛰고 나면 죽는다고 한다. 작은 동물은 심장박동이 빨라서 일찍 죽고 덩치 큰 동물은 박동이 느려 오래 산다는 것이다. 생쥐는 1년을 못사는데 코끼리는 60년 이상을 사는 것을 보면 알 수 있듯이 여유를 가지고 천천히 숨을 쉬면 오래 살 수 있다.

협심증

심장근육이 산소가 부족하면 숨이 차거나 통증을 느낀다. 즉 동맥경화증으로 심장동맥의 혈류량를 충분히 늘릴 수 없는 상태를 말한다. 이런 상태가 지속되면 심장근육이 손상을 입거나 괴사가 되는데 이를 심근경색이라 부른다.

위장

위장은 소화·조혈·면역·배설기관이다. 소화기계는 식도·위·소장·대장으로 구성되어 주로 영양소들을 분해하고 흡수한 후 소화 노폐물을 배설하는 역할을 한다. 호박, 당근, 강황과 같은 황색 또는 주홍색 식물이 위장에 좋다.

1. 위는 소화기관이다

위는 위산과 펩신을 분비하여 음식물을 살균하고 단백질을 1차 소화시키는 장기이다. 위에서 소화된 음식물죽을 미즙이라고 부른다.

위산의 역할

위산은 식사할 때 들어오는 약 3,000억 개의 세균을 제거하고, 소화효소를 활성화시키며, 영양소의 흡수를 촉진하고 장내세균의 균형을 유지하는 역할을 수행한다.

위장관의 구조

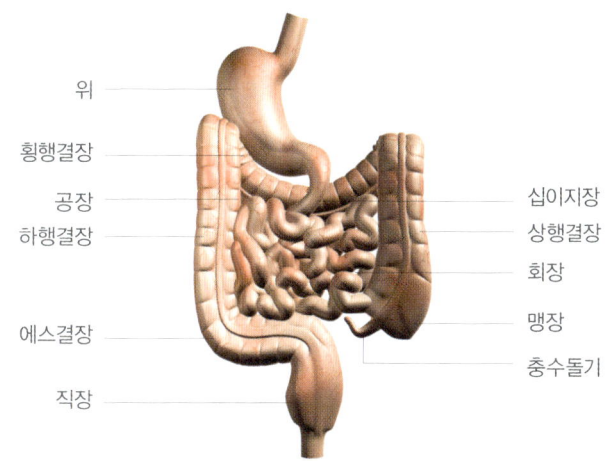

2. 소장은 조혈·면역·소화기관이다

소장은 미네랄을 흡수하는 십이지장, 탄수화물과 단백질을 흡수하는 공장, 지방을 흡수하는 회장으로 구성된 대부분의 음식물과 수분을 소화·흡수하는 장기이다. 또한 소장은 그 길이가 약 6미터이며 평상시 대부분의 적혈구·백혈구·혈소판을 생산하는 1차 조혈기관으로 면역의 가장 핵심적인 장기이다.

장조혈작용
우리 몸의 1차 조혈기관은 소장이다. 장조혈은 체내에서 일어나는 생리적인 조혈의 대부분을 차지한다. 입을 통해서 섭취한 음식물은 소화효소에 의해서 분해된 후 장융모상피세포를 통해서 흡수되어 혈구모세포가 된다. 장상피세포에서 생성된 혈구모세포는 적혈구·백혈구·혈소판이 된 후 모세혈관으로 들어가서 제각기 역할을 수행한다. 즉 장융모상피세포는 대부분 혈구의 조상세포인 것이다.

소장의 넓이
융모로 구성된 독특한 돌림주름구조를 가진 소장의 전체 표면적은 200m^2로 테니스코트의 넓이에 해당한다.

3. 대장은 배설기관이다

대장은 1.5미터 정도 되며 물과 전해질을 흡수하고 음식 노폐물과 혈액 노폐물을 배설하는 기관이다. 아미노산이 함유된 육류 노폐물이 부패되기 쉬운 곳으로 암의 발생율이 매우 높다.

오장육부
오장(五臟)이란 간·심장·지라·폐·신장을 말하고 육부(六腑)란 대장·소장·쓸개·위·삼초·방광의 여섯 가지 장기를 가리킨다. 오장이란 내부가 충실한 육질(肉質)의 장기이고, 육부란 내부가 비어있는 내강(內腔)이 있는 장기이다. 삼초는 흉부에 있는 상초, 상복부에 있는 중초, 하복부에 있는 하초로 나뉘며 보이지 않는 형이상학적인 장기다.

췌장

췌장은 소화대사기관이다. 췌장은 이자라고도 불리우며 하루에 1.5리터의 아밀라제·리파아제·프로테아제의 소화효소를 십이지장으로 분비한다. 프로테아제는 단백질 소화 이외에도 세균과 병든 조직·암세포 등을 분해하는 역할을 한다. 또한 췌장은 인슐린과 글루카곤을 분비하여 당·아미노산·지방산 대사를 조절한다.

췌장의 구조

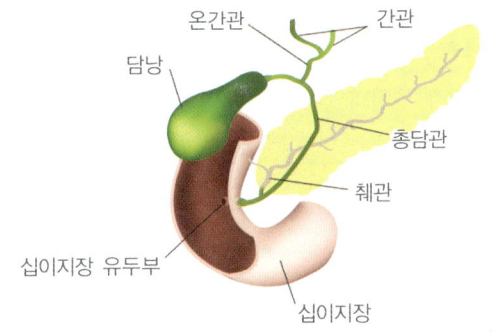

인슐린
혈당을 강하시키는 유일한 호르몬이다. 부교감신경이 우세한 경우 췌장의 베타세포에서 분비되는 호르몬으로 혈관으로 흡수된 당을 조직세포로 보내는 역할을 한다. 흡수된 당은 에너지로 사용하고 나머지는 간세포·지방세포·근육세포 등에 당원(글리코겐·중성지방·단백질)으로 저장된다.

글루카곤
교감신경이 우세한 경우 췌장의 알파세포에서 분비되는 호르몬으로 간세포·지방세포·근육세포에 저장된 당원(글리코겐·중성지방·단백질)을 당으로 분해한 후 혈관으로 방출한다.

간

간은 해독소화기관이다. 간은 인체에서 가장 큰 장기로 무게는 1~1.5킬로그램 정도 된다. 간의 15퍼센트를 차지하는 쿠퍼세포계는 혈액을 여과하여 세균과 같은 거대 독소를 해독하고, 85퍼센트를 차지하는 해독효소계는 약물과 같은 작은 독소를 해독한다. 간은 대부분의 대사과정, 특히 해독에 중요한 역할을 하는 기관이다. 또한 간은 글리코겐을 만들어 혈당을 조절하고 알부민과 같은 혈중 단백질을 생산하여 혈장 삼투압을 조절한다. 또한 콜레스테롤을 합성하고 콜레스테롤의 수송매체인 지질단백을 생산하여 혈중 콜레스테롤을 조절한다. 미나리·브로콜리 같은 청색 또는 녹색식물이 간에 좋다.

간의 구조와 해독 경로

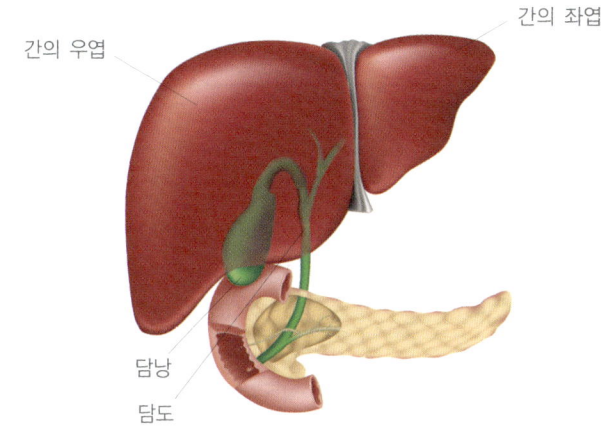

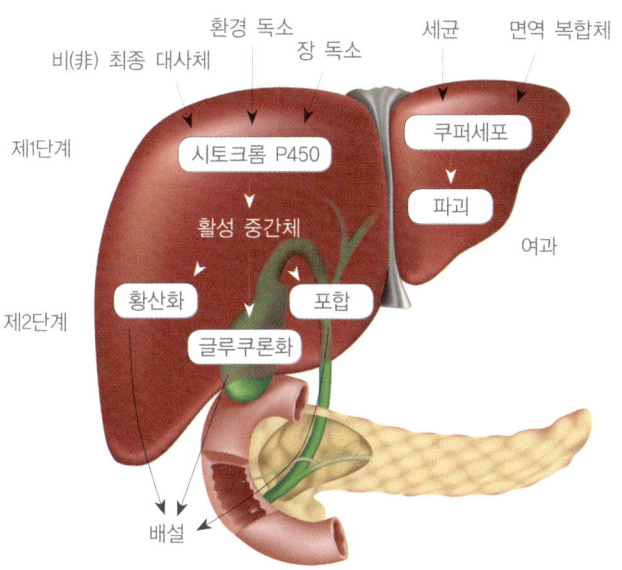

주요해독계

기관	해독방법	대표적인 중화독소
피부	땀으로 배출	DDT같은 지용성 독소, 납 등의 중금속
간	혈액 여과	세균, 내독소(세균이 죽을 때 방출하는 독소), 항원-항체복합체(면역복합체)
	담즙 배설	콜레스테롤, 헤모글로빈 분해물, 칼슘
	1단계 해독 (시토크롬P450효소계)	많은 약물, 카페인, 히스타민, 호르몬, 벤조피렌, 살충제(알드린,헵타클로르), 아닐린(황색색소)
	2단계 해독 (글루타치온포합)	아세트아미노펜, 니코틴, 유기인(살충제), 에폭시드(발암원)
	2단계 해독 (아미노산포합)	안식향산염, 아스피린
	2단계 해독(메틸화)	도파민, 에피네프린, 히스타민, 티오우라실(항암제)
	2단계 해독(황산화)	에스트로겐, 쿠마린, 아세트아미노펜, 메틸도파, 아닐린색소
	2단계 해독(아세틸화)	술폰아미드, 메스칼린
	2단계 해독 (글루쿠론화)	아세트아미노펜, 모르핀, 디아제팜, 디기탈리스
	2단계 해독(설폭시화)	아황산염, 마늘 제품
장	점막 해독	장세균독소
	분변 배출	담즙에서 분비되는 지용성 독소
신장	소변 배출	간에서 만들어지는 다양한 수용성 독소
폐	기체 배출	지용성 세포 노폐물, 이산화탄소

쓸개즙

담즙이라고도 불리며 간에서 만들어진다. 간은 매일 약 1리터의 쓸개즙을 통해서 간독소를 작은 창자로 배설한다. 소장으로 보내진 유독물질은 식이섬유에 흡착되어 배설된다. 하지만 섬유질이 적은 음식을 섭취하면 독소가 대부분 재흡수되어 간이 손상된다. 그리고 담즙은 지방·기름·지용성 비타민의 흡수를 촉진하고 변을 부드럽게 만들며 소장에서 미생물을 제거하는 역할도 수행한다. 만일 간질환 등으로 쓸개즙을 만들어내지 못하면 쓸개즙의 원료인 빌리루빈이 온몸에 퍼져 황달 증상이 나타나게 된다. 육류의 잦은 섭취로 발생한 장내부패균은 쓸개즙을 산화시켜 메틸콜란스렌이라는 발암물질로 변화시킨다.

폐

폐는 공기정화기관이다. 허파라고도 불린다. 폐는 지용성 세포노폐물과 이산화탄소를 외부로 배출하고 산소를 흡입하여 혈액을 통해 온몸으로 공급하는 역할을 한다. 폐(허파)에는 폐포(허파꽈리)가 7억5천만 개가 존재하며 가스 교환을 담당한다. 폐포의 넓이는 약 21평 정도로 테니스장 반정도의 크기다. 양파·양배추 같은 백색 식물이 폐에 좋다.

호흡

호흡은 에너지를 얻는 방식을 의미한다. 산소호흡은 산소를 이용한 에너지 생산방식이며 폐를 통한 외호흡과 조직세포를 통한 내호흡으로 나뉜다. 무산소호흡은 산소를 이용하지 않고 유기물을 분해해서 에너지를 만드는 방식으로 암세포 발효, 알코올 발효, 부패가 좋은 예이다.

폐의 구조

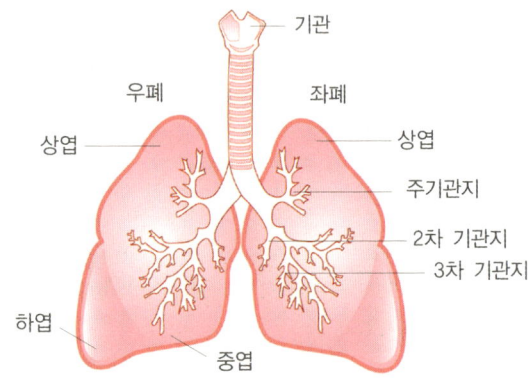

남녀간의 호흡차이

여자는 흉식호흡을 주로 하고, 남자는 가로막을 이용한 복식호흡을 주로 한다. 여자가 임신중에 복식호흡을 하면 태아를 압박할 수 있으므로 가슴으로 호흡하는 것이다.

신장

신장은 배설대사기관이다. 신장은 좌우 두개를 합쳐 약 250~300g 정도 되며 체내 수분의 양과 염분의 농도를 일정하게 유지하는 역할을 한다. 신장은 수용성 세포노폐물과 수분을 외부로 배출한다. 검은콩·검은깨 같은 흑색 식물이 신장에 좋다.

신장의 구조와 위치

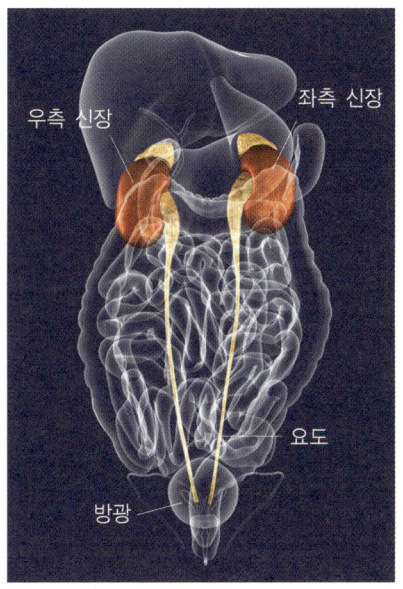

사구체의 혈압조절

사구체는 좌우 콩팥에 약 100만 개 정도 있다. 지나치게 사구체 혈압이 높으면 사구체 세포가 손상되고 혈압이 낮으면 오줌의 여과가 중지된다. 사구체 혈압이 떨어지면 사구체에서 레닌이라는 단백질이 혈액 속으로 방출되어 안지오텐신II를 생성한다. 이 물질은 동맥혈관을 강하게 수축시켜 혈압을 높인다. 그리고 안지오텐신II는 알도스테론의 분비를 유도하여 나트륨을 재흡수하여 체내 염분량을 높인다. 이것 역시 혈압을 높이는 결과를 가져온다.

피부

피부는 배설면역기관이다. 피부는 상피·진피·피하지방층으로 구분되어 있으며 상피의 맨 위층은 20여 층의 죽은 세포로 구성된 각질층(karatin layer)이 덮고 있다. 지용성 세포 노폐물을 배출하고 체온을 조절하며 자외선·추위·열·병원균 등의 외부 독소로부터 내부 장기를 보호하는 거대한 방어조직이다. 달맞이꽃종자에 함유된 감마리놀렌산은 피부세포의 수지질층 유지에 중요한 역할을 한다

피부의 구조

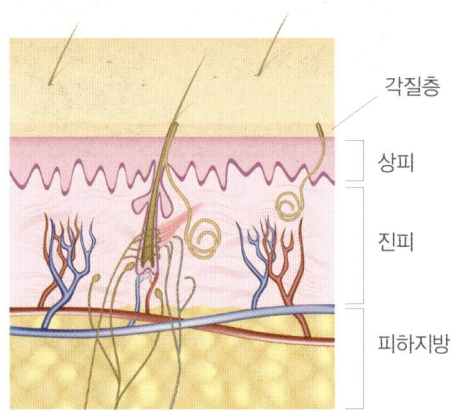

각질층
상피
진피
피하지방

손톱·발톱의 역할

손가락이나 발가락 끝이 힘없이 꺾이는 것을 막아주는 역할을 한다. 발톱이 없으면 걷는데 애를 먹고 손톱이 없으면 물건을 쥐는데 힘이 든다.

뇌

뇌는 통제조절기관이다. 뇌는 1.5kg으로 몸무게의 40분의 1 정도이다. 뇌는 대표적인 중추기관으로 인체의 사고와 행동, 감정까지도 조절하는 핵심적인 장기이다.

뇌는 대뇌피질과 변연계로 나눌 수 있다. 대뇌피질은 뇌의 가장 바깥에 위치하며 그 안쪽 아래에 변연계가 대뇌피질에 싸여있다. 변연계는 본능적인 행동과 정서, 학습, 기억 등 생존을 위한 감각중추이고, 대뇌피질은 고도의 사색과 판단과 창조의 원산지인 인간의 특성을 결정짓는 창조중추이다. 그리고 좌뇌는 이성을 담당하고 우뇌는 감성을 담당한다. 아마인 또는 호두에 함유된 식물성 오메가3인 알파리놀렌산은 뇌세포의 중요한 구성성분이다.

뇌의 구조와 기능

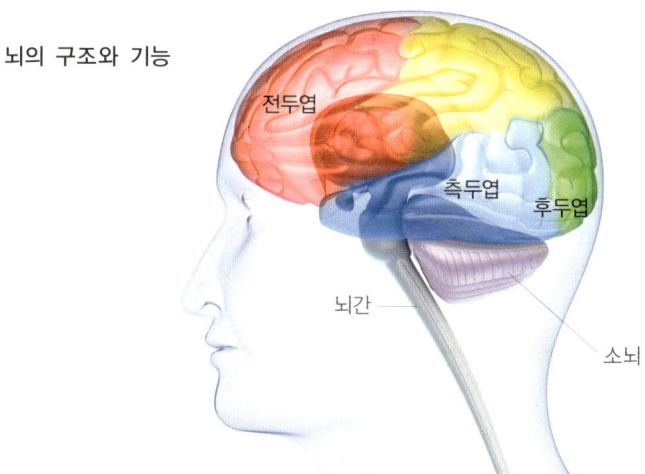

뇌파

뇌파		뇌파	의식	심신의 상태
30Hz 이상		감마파	외적의식	불안 흥분
14~30Hz		베타파	외적의식	평상시의 뇌파. 외계와 대응하여 긴장상태에서 일을 처리하고 있는 상태
8~14Hz	12~13Hz 알파파	페스트알파	내적의식	주의 집중과 약간의 긴장
	10~12Hz	미들 알파		공부 능률 향상, 정신 통일 상태, 기억력과 집중력 최대 상태, 스트레스 해소.
	8~9Hz	슬로우알파		명상, 무념 명상
4~7Hz		세타파	내적의식	졸음 상태, 얕은 수면, 초능력 발휘할 때의 뇌파
0.5~4Hz		델타파	무의식	깊은 수면

자율신경

자율신경은 생명신경이다. 자율신경은 교감신경과 부교감신경으로 이루어진 신경시스템이다.

교감신경은 일을 담당하고 부교감신경은 휴식을 담당하면서 온몸의 생명활동을 조절하고 있다. 일할 때는 교감신경이 흥분되어 우뇌와 심장 그리고 골격근과 과립구가 활성화된다. 반면 휴식할 때는 부교감신경이 흥분되어 좌뇌와 내장 그리고 평활근과 림프구가 활성화된다.

자율신경의 작용

구분	교감신경	부교감신경
심장	촉진	억제
맥박	증가	감소
혈압	상승	하강
기관지	이완	수축
위	운동억제	운동촉진
소장	운동억제	운동촉진
대장	운동억제·변비	운동촉진·설사
자궁	수축	이완
음경	수축	확장
몸통 및 온몸의 혈관	수축	확장
땀샘	분비	억제
눈	동공산대	동공축소
혈당	증가	감소
췌장	소화효소 분비억제	소화효소 분비촉진
타액	침분비억제	침분비촉진
방광	확장·소변 축적	수축·소변 방출
호르몬	아드레날린·코티솔 분비	아세틸콜린·베타엔돌핀 분비

4
자연치유 핵심물질

아로니아 C3G

아로니아 열매에서 추출한 색소배당체인 아로니아 안토시아닌

ⓐ독소제거작용-혈독·장독·림프독·말초혈액공간독을 중화
ⓑ혈류개선작용-혈관 탄력성을 증가시켜 혈관을 확장
ⓒ면역증진작용-세포신호전달물질(CSM)로 작용하여 백혈구의 생성을 촉진
ⓓ세포복구작용-줄기세포의 텔로머라아제를 활성화하여 줄기세포의 노화를 방지

텔로머라아제(telomerase)
줄기세포 염색체의 말단에 위치하여 분열할 때마다 그 길이가 줄어드는 수명유전자인 텔로미어(telomere)의 노화를 억제하는 효소.

세포신호전달물질(Cell Signaling Molecule)
면역, 혈류, 해독, 복구에 중요한 역할을 하는 세포의 생성·성장·소멸에 관련된 신호를 해당 세포에 전달하는 물질.

노유파 지방산

달맞이꽃종자와 아마종자로부터 추출한 무산화 필수불포화 지방산

ⓐ생체막(세포막·핵막·미토콘드리아막)의 주원료
ⓑ생리조절호르몬인 프로스타글란딘E_1(Prostaglandin E_1)와 프로

스타글란딘E₃ Prostaglandin E₃의 원료

ⓒ 혈압·혈당·콜레스테롤·면역조절작용

PGE₁ (ProstaglandinE₁)
달맞이꽃종자에 함유된 감마리놀렌산으로부터 생합성되는 호르몬으로 혈압과 혈당을 정상화시키고 염증을 감소시킨다.

PGE₃ (ProstaglandinE₃)
아마인에 함유된 알파리놀렌산으로부터 생합성되는 호르몬으로 PGE₁과 작용이 유사하며 혈압과 혈당을 정상화시키고 염증을 감소시킨다.

노유파 (NOEUFA)
NOEUFA(Non Oxidized Essential Unsapoturated Fattic Acid)는 무 산 화 필수불포화지방산라는 뜻으로 15℃에서 수압식으로 추출한 후 마이크로필터링 과정을 마친 최고 품질의 무산화 필수불포화지방산.

바이오 크로마틴

클로렐라·스피루리나·건조효모로부터 추출한 크로마틴

ⓐ 핵·미토콘드리아 DNA의 원료

ⓑ DNA Protein인 히스톤의 원료

크로마틴
세포핵에 존재하는 유전자 주성분으로 DNA와 히스톤이라는 단백질이 결합한 물질.

파이토 SOD

항산화작용이 뛰어난 약용식물에서 추출한 파이토케미칼ⓐ
세포 보호작용-독소로부터 생체막과 유전자를 보호
ⓑ독소 제거작용-세포를 파괴시키는 활성산소와 산화독소
를 제거

파이토케미칼(phytochemicals)
식물의 잎·줄기·열매·뿌리 등 전반에 존재하면서 방어작용와 생리작용을 담당하는 식물영양물질.

바이오 비타민C

바이오 플라보노이드인 아로니아 C3G가 함유되어 흡수율과
생체이용율이 뛰어난 비타민C
ⓐ콜라겐 합성작용
ⓑ모세혈관 강화작용
ⓒ강력한 항산화작용

콜라겐
뼈·피부·혈관·연골·힘줄·머리카락·장기막 등 결합조직의 필수 구성물질로 교원질로 불리우는 경단백질.

바이오 화이바

당근, 사과, 치커리, 아로니아, 감초, 생강, 유산균이 함유된

고순도 식이섬유
ⓐ독소 배출작용
ⓑ장내유익균 증식작용
ⓒ장기능 개선작용
ⓓ체열 상승작용

장내유익균
사람에게 기생하며 산과 담즙에 안정적이고 장점막에 부착하여 유해세균이나 유해세균에서 분비되는 물질에 대항하는 기능을 가진 안전한 균으로 장내 전체 세균의 20% 정도를 차지한다.

바이오 미라클엔자임

아로니아 발효효소·곡류 발효효소·췌장 효소·식물성 프로테아제가 함유된 생체효소
ⓐ소화효소·해독효소·복구효소 공급
ⓑ체질개선·신진대사촉진·건강증진

미라클엔자임
생체 내에서 활동하는 5,000여 개 효소의 원형효소이자 인체의 수명을 결정하는 줄기효소.

체내효소
인체 내에서 대사·해독·소화를 담당하는 단백질화합물의 일종으로 장내세균이 약 3,000여 종의 체내효소를 만든 후 인체 각 조직으로 보내져 면역

력과 해독력을 유지하는 역할을 수행한다.

장내세균
장에는 유익균·중간균·유해균 등 약 300여 종의 장내세균이 있으며 이중 대부분을 차지하는 중간균은 장의 건강상태에 따라 유익균 또는 유해균으로 바뀐다. 장내세균 중 유익균이 많아야 많은 체내효소를 만들어낸다.

장내세균의 역할
▷약 3,000여 종의 체내효소를 생성한다.
▷몸속으로 침입한 세균과 독소를 제거한다.
▷화학물질이나 발암물질을 분해한다.
▷면역력을 활성화하여 자연치유력을 향상시킨다.
▷비타민이나 호르몬을 생성한다.
▷소화·흡수·대사의 기능에 관여한다.
▷항생물질의 부작용을 예방한다.

바이오 엽록소
맥류약엽(보리·밀·귀리)·알파파·해조류(클로렐라·스피루리나)에서 추출한 천연 엽록소
ⓐ포피린(Porphyrin) 구조를 가진 엽록소a·엽록소b·엽록소c·엽록소d·엽록소e 함유
ⓑ조혈작용·효소 활성화작용·세포 재생작용·체질 정상화작용
ⓒPythol과 Carotenoid가 함유된 강력한 자연 엽록소

포피린(Porphyrin)구조

포피린 구조를 갖는 물질은 산소호흡과 관련되어 있다. 산소를 생성하는 엽록체의 엽록소, 산소를 운반하는 적혈구의 헤모글로빈, 산소호흡으로 발생하는 활성산소를 제거하는 미토콘드리아의 카달라아제의 분자구조는 모두 포피린 구조다.

엽록소

광합성 작용을 하는 세균인 시아노박테리아에서 진화된 이 색소는 식물체 내에서 낮에 광합성을 하여 포도당과 산소를 생성한다.

엽록체와 미토콘드리아의 진화

30억년 전 산소가 없는 환경에서 태양을 이용하여 산소와 포도당을 생성하는 광합성 세균인 시아노박테리아는 원핵생물 안에서 엽록체가 되어 광합성을 하는 식물로 진화되었다. 반면, 광합성의 결과 산소량이 많아지면서 증식한 호기성세균은 원핵생물 안에서 미토콘드리아가 되어 산소호흡을 하는 동물로 진화된 것이다.

5

아로니아 자연치유 프로그램

아로니아 자연치유 프로그램은 JBK 자연의학연구소·삼성의료원·삼성병원·삼성생명과학연구소·한림대학교 생명과학과·경희대학교 동서약학연구소·면역과학연구소·대산천연물신약발연구소·바르샤바 의과대학에서 공동으로 연구개발한 아로니아 C3G와 노유파 지방산·바이오 크로마틴·파이토 SOD 등을 응용한 자연요법으로 암을 비롯한 만성질환의 자연치유에 구체적이고 체계적인 해결책을 제시하고 있다.

지난 10년간 수 많은 성공적인 체험사례를 통해서 효능과 안전성이 입증된 이 요법은 면역요법·혈류요법·해독요법·복구요법 등을 통해서 인체의 자연치유력을 고도로 상승시키는 획기적인 자연치유 프로그램이다.

면역요법

면역세포인 백혈구의 숫자와 기능을 정상화시키는 프로그램.

1. 표준요법

①아로니아 C3G-혈액줄기세포의 노화를 억제하여 백혈구의 수명과 활성을 증가시킨다.

②홍삼 사포닌-면역조절인자(immunostimulator)로 작용하여 NK세포와 T세포를 활성화시킨다.

③황기 다당체-대식세포의 작용을 자극하고 인테페론 생성

과 NK세포와 T세포를 활성화시킨다.

④노유파 지방산-면역조절호르몬인 프로스타글란딘의 합성에 필수적인 물질이다.

⑤파이토 SOD-혈액 및 림프독소를 제거하여 백혈구의 활동을 증가시킨다.

⑥바이오 비타민C-백혈구 기능·인터페론 수치·흉선호르몬·점막기능을 활성화시킨다.

2. 효과

암·자가면역질환·알레르기질환 등.

림프구와 암세포

우리 몸에서는 매일 100만 개의 암세포가 생긴다. 하지만 건강한 사람은 결코 암에 걸리지 않는다.

건강한 사람의 몸 안에는 암세포를 제거하는 림프구가 충분하기 때문이다. 일반적으로 혈액 1cc당 1,800개의 림프구만 있으면 암세포는 자연 제거된다. 하지만 스트레스를 받거나 독소에 심하게 노출될 경우 림프구 수치가 급격하게 저하되어 암세포가 완전히 제거되지 못하고 암에 걸리게 된다.

평소에 면역세포인 림프구의 숫자와 비율을 1,800개 및 35% 정도로 유지한다면 암은 걱정할 필요가 없는 것이다.

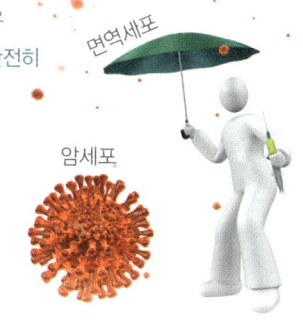
면역세포
암세포

외부면역과 내부면역

면역시스템은 세균·바이러스·독소 등의 외부 이물질을 제거하는 외부면역 시스템과 암·염증·노후세포 등의 내부 이상세포를 제거하는 내부면역시스템으로 분류된다.

외부면역은 골수·흉선·림파절·비장에서 담당하고 내부면역은 장관·간장·췌장·맹장·자궁·누선·이하선·편도선·악하선·유선에서 담당한다.

외부면역 담당 백혈구　림프구(T세포·B세포)·과립구
내부면역 담당 백혈구　NK세포·NKT세포(흉선외분화림프구=자기감시
　　　　　　　　　　　림프구)·B-1세포

혈류요법

심장과 혈관의 기능을 정상화시키는 프로그램.

1. 표준요법

①아로니아C3G-혈관재생·혈독제거·혈관확장·혈전예방에 중요한 역할을 담당한다.

②은행잎 플라본-뇌혈류를 증가시키고 뇌혈관 노화를 억제한다.

③아르기닌-산화질소를 발생시켜 혈관을 확장시킨다.

④노유파 지방산-동맥경화의 주원인인 산화콜레스테롤 덩어리를 용해한다

⑤파이토 SOD-혈액독소를 제거하는 항산화효소인 SOD·

GPX·CTS를 활성화시켜 혈관 및 뇌심장을 보호한다.
⑥바이오 비타민C-동맥혈관의 중요한 구성성분인 콜라겐의 합성에 필수물질이다.

3대 항산화효소
①SOD(superoxide dismutase) : 유해산소 O_2^-를 제거하는 효소
②GPX(glutathione peroxidase) : 유해산소 H_2O_2를 제거하는 효소
③CTS(catalase) : 유해산소 H_2O_2를 제거하는 효소

2. 효과
뇌경색·심근경색·고혈압·동맥경화·협심증·치매·파킨슨 ·알츠하이머·하지정맥류·치질 등.

혈관손상 시 증가되는 물질
①ISOPROSTANES(이소프로스탄) 세포가 파괴될 때 생성되는 과산화지질
②MCP-1(단구주화성단백질) 백혈구인 단구를 유인하는 단백질
③CRP(C-반응단백질) 표면항원인 C 다당체와 반응하는 단백질
④IL-6(인터루킨-6) 림프구나 매크로파지에서 생성하는 백혈구간 신호전달단백질
⑤VCAM-1(혈관세포접착분자) 면역글로블린의 일종
⑥ICAM-1(세포간접착분자) 면역글로블린의 일종

해독요법

인체해독능력을 정상화시켜 장관·혈관·림프관의 독소를 제거하는 프로그램.

1. 표준요법

①아로니아 C3G-간 해독효소계를 활성화하고 간파괴독소로부터 간면역세포인 쿠퍼세포를 보호한다.

②밀크씨슬 실리마린-간 파괴독소인 프리라디칼을 제거하고 간 해독물질인 글루타치온의 수치를 상승시켜 간기능을 개선시킨다.

③바이오 화이바-간에서 분비된 독소를 흡착하여 대변으로 배출시킨다.

④파이토 SOD-항산화효소인 SOD·GPX·CTS를 활성화시켜 간세포를 보호한다.

⑤바이오 비타민C-유해산소라고 불리우는 혈액독소를 제거한다.

2. 효과

간질환·피부질환·신장질환·폐질환·비만·암·뇌심혈관질환·당뇨병·관절질환·자가면역질환·알레르기질환 등.

복구요법

세포막과 DNA를 보호하고 손상된 세포막과 DNA를 복구시키는 프로그램.

1. 표준요법

①아로니아 C3G-세포의 성장에 필요한 신호전달분자로 작용한다.

②노유파 지방산-오메가 3·6 무산화불포화지방산으로 세포막의 중요한 구성성분이며 자연치유호르몬인 프로스타글란딘(prostaglandin)의 주공급원이다.

③바이오 크로마틴-미토콘드리아와 핵의 DNA와 단백질의 중요한 공급원이다.

④파이토 SOD-항산화효소인 SOD, GPS, CTS를 활성화시켜 세포 DNA를 보호한다.

⑤바이오 비타민C-중요한 혈관·근육·인대·뼈 등의 결합조직인 콜라겐 합성에 필수성분이다.

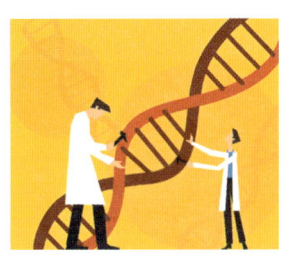

2. 효과
암·심혈관질환·당뇨병·간질환·관절질환·자가면역질환 등.

소화요법
위장의 운동기능과 소화흡수기능을 정상화시키는 프로그램.

1. 표준요법
①아로니아 C3G-부교감신경을 활성화시켜 위장운동과 소화액 분비를 촉진시킨다.
②바이오 미라클엔자임-음식물의 분해와 흡수를 촉진하는 효소로 작용한다.
③바이오 화이바-장내유익균을 증가시켜 장운동과 음식물의 소화분해를 돕는다.
④바이오 유산균-장운동과 면역기능을 활성화시킨다.

2. 효과
위염·위궤양·십이지장궤양·궤양성대장염·소화불량·변비·설사.

장수요법
수명유전자인 텔로미어의 노화를 억제하여 생명을 연장시키는 프로그램.

1. 표준요법

①아로니아 C3G-줄기세포 텔로미어의 노화를 억제하여 세포수명을 연장시킨다.

②노유파 지방산-줄기세포의 중요한 생체막 원료이며 면역혈류조절인자로 작용한다.

③바이오 크로마틴-줄기세포의 필수적인 DNA 단백질원료이며 다양한 효소인자로 작용한다.

④파이토 SOD-항산화효소인 SOD·GPX·CTS를 활성화시켜 줄기세포 텔로미어 DNA를 보호한다

⑤바이오 엔자임-양질의 천연효소를 공급하여 장을 정화하고 건강한 줄기세포를 만든다.

⑥바이오 비타민C-줄기세포 텔로미어를 노화시키는 유해산소를 제거한다.

2. 효과

수명연장·질병예방.

텔로미어와 텔로머라아제
텔로머라아제-텔로미어를 만드는 효소. 이 효소가 없으면 세포분열 때마다 텔로미어가 짧아져 염색체가 손상된다.

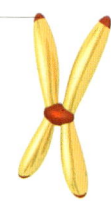

텔로미어
염색체 끝에 모자처럼 붙어 염색체 손상을 막아준다.

체온요법

생명온도인 36.5도를 유지시키는 프로그램.

1. 표준요법

①아로니아 C3G는 혈관재생·혈독제거·혈관확장·혈전예방에 중요한 역할을 담당한다.
②당근과 생강은 몸을 따뜻하게 한다.
③천일염과 감초는 세포의 신진대사를 촉진시켜 몸을 따뜻하게 한다.

2. 효과

체온상승·면역증진.

동물의 체온

참새	43
박쥐·백조	41
닭·생쥐	39
	37
돌고래	
사람	35

천연소금의 효능

천연소금은 정제소금과는 달리 일정량 섭취 시 혈당과 혈압을 정상화시키고 떨어진 체온을 상승시켜 신진대사와 면역력을 증진시키는 작용이 뛰어나다. 최근 연구결과에서 전남 신안 천일염은 세계적으로 가장 우수한 천연소금으로 확인되었다.

천일염의 미네랄 함량 비교표

국산 천일염은 염도가 낮고 미네랄 성분 함량이 월등하며 해로운 원소인 중금속이 적어 세계에서 가장 품질이 우수한 천일염임.

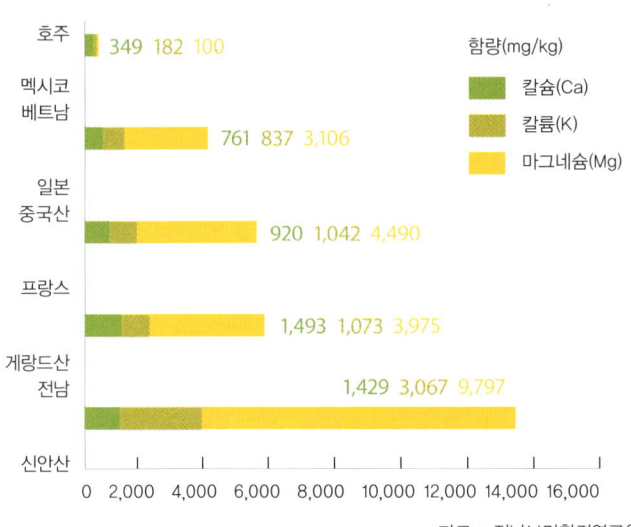

자료 : 전남보건환경연구원

생강탕

귤껍질 말린 것 5g과 생강 5g을 생수 180ml넣고 물이 반쯤 줄어들 때까지 끓인 후 흑설탕을 넣어 마신다.

음성·양성식품 구분표

몸을 차게 하는 식품 (음성식품) [청색, 백색, 녹색]	몸을 따뜻하게 하는 식품 (양성식품) [적색, 흑색, 갈색, 황색]
우유, 우동, 화이트와인, 맥주, 녹차, 커피, 백설탕, 잎채소, 대두, 남쪽 과일(바나나, 파인애플, 귤, 메론), 식초, 마요네즈, 흰살 육류, 물, 성장속도가 빠르거나 큰 것.	치즈, 메밀국수, 레드와인, 흑맥주, 홍차, 생강, 계피, 인삼, 흑설탕, 뿌리채소, 해조류, 검은콩, 작은콩, 북쪽 과일(사과, 버찌, 건자두), 천일염, 된장, 간장, 붉은살 육류, 생선, 어패류, 약초차, 성장속도가 느리거나 작은 것.

온열요법

반신욕·찜질·온열기를 이용하여 저하된 체온과 면역력을 올리는 프로그램.

1. 표준요법

①반신욕은 40℃에서 약 20분간 실시한다.
②찜질은 100℃에서 5분간 4번 실시한다.
③온열기는 직장 부위를 통해서 열을 전달하는 좌훈기가 가장 효과적이다. 좌훈기에서 발생하는 원적외선과 적외선은 대장·소장을 비롯한 오장육부의 체온을 신속하게 올리고 면역력과 혈류력을 증진시켜 암과 만성질환과 같은 질병세포를

신속하게 제거시킨다. 특히 최근 연구결과에 의하면 귀사문석에서 방출되는 원적외선이 장융모세포에 존재하는 면역세포와 혈관세포를 활성화시키는 능력이 매우 탁월한 것으로 알려져 있다.

귀사문석
비취 또는 녹옥으로 불리우는 최고품질의 옥보석이다. 인체와 가장 유사한 파장대의 원적외선 파장을 방사하며 기존 옥의 3배에 달하는 원기를 발산하는 강력한 기방사체로써 각종 스트레스와 독소로 인해 발생하는 만성질환에 매우 효과적이다.

2. 효과
체온상승·면역증진.

체온의 변화

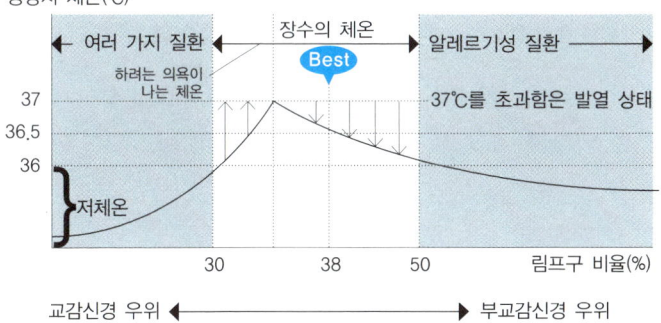

체온과 림프구

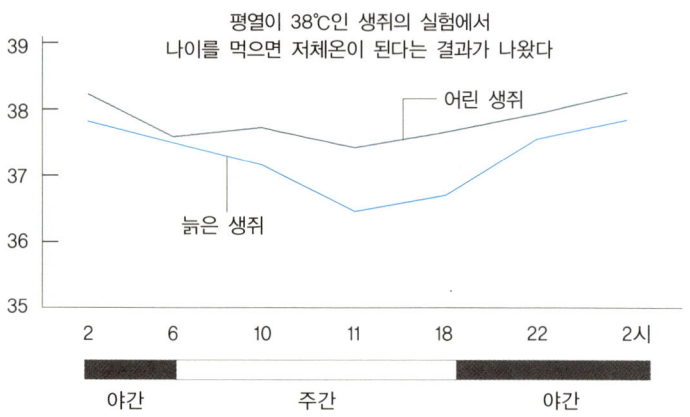

자율신경에 의한 체온조절반응

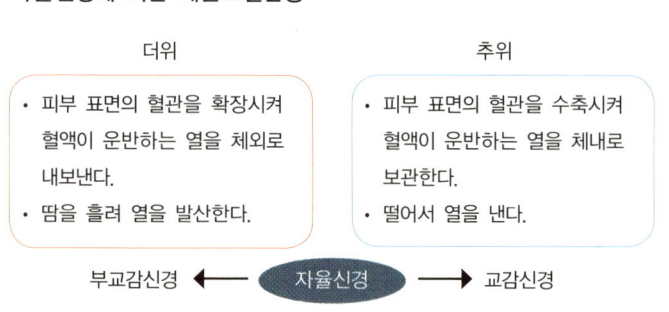

신경요법

생명중추인 자율신경을 정상화시키는 프로그램.

1. 부교감신경 활성화

①표준요법

아로니아C3G+빈랑자+산조인+계피+카라발두 등.

②효과

교감신경이 너무 흥분되어 있는 경우 혈관이 수축되고 혈압이 상승하며 림프구 활성이 저하되어 암, 염증질환 등의 면역 저하 현상이 나타난다. 이때 부교감신경을 활성화시키면 자율신경이 정상화되어 바로 회복된다.

2. 교감신경 활성화

① 표준요법

아로니아C3G+세신+황금+금은화+마황 등.

② 효과

부교감신경이 너무 흥분되어 있는 경우 혈관이 확장되고 혈압이 저하되며 림프구 활성이 과다하여 알레르기, 아토피 등의 면역과민 현상이 나타난다. 이때 교감신경을 활성화시키면 자율신경이 정상화되어 바로 회복된다.

손톱 맛사지법

1, 2, 3, 5번 손톱의 양 옆을 세게 누르면 부교감신경이 활성화된다. 반면 4번 손톱의 양 옆을 세게 누르면 교감신경이 활성화된다. 스트레스를 심하게 받아 교감신경이 흥분되었을 때 1, 2, 3, 5번 손가락 좌우를 각각 10초씩 누른다. 5회 반복한다.

침의 깊이와 신경

침을 피부 4mm 이내에서 찌르면 부교감신경이 활성화된다. 4mm 보다 깊이 찌르면 교감신경이 활성화된다.

항비만요법

과잉지방과 변성지방세포를 정상화시키는 프로그램.

1. 표준요법

①아로니아 C3G-지방합성 억제·지방분해 촉진·변성유전자 복구작용·요요현상 억제.

②바이오 화이바-지방 배출작용·독소 배출작용·장기능 개선작용·지방흡수 억제.

③가르시니아 HCA-체지방 감소·복부지방 감소.

2. 특징

① 지방합성 억제·지방분해 촉진·지방흡수 억제 복합 3중 작용.

② 지방세포 DNA 복구작용과 피하·장관·혈관지방 제거작용.

③ 지방성장에 필요한 신생혈관 생성 억제작용.

3. 효과

중도비만·고도비만·악성비만·지방종.

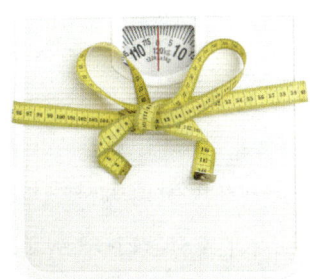

변성지방세포

지방세포의 핵이 돌연변이된 지방세포로써 암세포처럼 비정상적인 분열과 성장을 지속하여 고도비만의 주원인이 된다.

신생혈관

변이된 지방세포의 성장에 필요한 영양분과 산소를 공급하는 비정상적인 미세혈관.

항당뇨요법

췌장·인슐린수용체·혈당·AGE(최종당화산물)를 정상화시키는 프로그램.

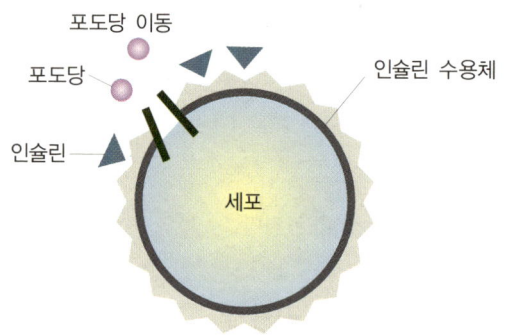

1. 표준요법

①아로니아 C3G의 4대 작용-인슐린 분비작용·인슐린수용체 활성화작용·췌장 재생작용·AGE 생성 억제작용.

②바이오 화이바의 4대 작용-당흡수 억제작용·독소 제거작용·장내유익균 증식작용·장기능 개선작용.

③GK100-항당뇨작용이 탁월한 식물들에서 추출한 파이토케미칼로 당뇨합병증 예방효과가 탁월하다.

2. 특징

①당화혈색소(HbA1C)의 수치를 저하시킨다.
②인슐린 분비량을 증가시킨다.

③인슐린수용체를 활성화시킨다.

④당뇨합병증 유발인자인 최종당화산물(AGE)의 수치를 저하시킨다.

⑤손상된 췌장세포를 재생시킨다.

3. 효과
1형 당뇨병·2형 당뇨병·3형 당뇨병(스트레스성 당뇨)·당뇨합병증.

AGE(advanced glycation end product)
당뇨합병증을 유발하는 주물질로 최종당화산물로 불리운다. 체내에서 산화된 당이 생체단백질(효소, 호르몬, 세포막 단백질)과 결합되어 생긴 변성단백질의 일종이다.
GK100(glucose killer 100)
인삼, 황기, 지황, 숙지황, 하수오, 엄나무, 갈근, 오가피, 탱자, 맥문동, 상엽, 둥글레, 산약, 지골피, 오미자, 구기자, 잔대, 맥아 등에서 추출한 항당뇨용 파이토케미칼.

항방사선요법
방사선으로부터 인체 세포를 보호하는 프로그램.

1. 표준요법
① 아로니아 C3G-방사선 독소를 제거시켜 조직세포를 보호

하고 감소된 백혈구를 증가시킨다.

② 홍삼 사포닌-면역조절인자(immunostimulator)로 작용하여 면역세포인 NK세포와 T세포를 활성화시킨다.

④ 황기 다당체-대식세포의 작용을 자극하고 인테페론생성과 NK세포와 T세포를 활성화시킨다.

④ 파이토 SOD-방사선으로부터 조직세포를 보호한다.

2. 효과
방사선 피폭·항암 방사선 부작용

방사선
방사선(放射線, radioactive rays)은 방사능을 가진 원자에서 발생하는 빛 또는 물질이다. 몸을 투과하면 분자와 공명하여 세포나 유전자를 파괴하거나 변형시켜 암과 만성질환을 유발한다. 방사선은 이온화된 전리 방사선과 비이온화된 비전리 방사선으로 나눈다. 전리 방사선은 에너지 레벨이 높아 세포를 파괴시키는 힘이 강력하며 알파선·베타선·감마선·엑스선·CT 등이 있다. 반면, 비전리 방사선은 에너지 레벨이 낮아 세포를 파괴시키는 힘이 약하며 전자파·적외선·자외선·초음파·레디오파·가시광선 등이 있다.

항스트레스요법
마음의 평온과 평화는 면역력을 상승시켜 질병을 치유하게 해준다.

1. **몸가짐**

허리는 똑바로 펴고 가슴은 내밀고 어깨의 힘을 뺀다. 손가락을 쫙 편다.

2. **호흡법**

① 편한 바닥에 누워 양팔을 편하게 벌리고 눈을 감고 배로 천천히 숨을 쉰다. 매번 숨을 들이쉴 때 평화, 힘, 에너지로 가득찬 밝은 빛을 빨아들이는 상상을 한다. 반대로 숨을 내쉴 때 더럽고 어두운 연기로 모든 피로, 긴장, 고통, 불안을 내뿜는 상상을 한다.
② 뱃속에 풍선이 들어있다고 상상하고 풍선을 부풀린다고 생각하면서 숨을 마시고, 내쉴 때는 풍선의 바람을 뺀다고 상상한다.

3. **명상법**

①시계를 눈높이에 두고 오직 초침이 도는 것에만 집중해본다.
②태극기를 눈높이에 붙여두고 태극문양이 회전하는 것에만 집중해 본다.

4. **시각화**

종양 이미지와 치유 이미지를 정해 종양을 치유하는 과정을 상상한다.

5. 복부 마사지법

누운 자세에서 배꼽 주위를 시계방향으로 열 손가락을 사용해서 5분간 눌러준다. 장관 주변의 부교감신경이 활성화되어 긴장이 해소되고 면역력이 상승된다.

6. 손가락 지압법

두 약지를 제외하고 여덟 손가락의 손톱 양끝을 세게 10초씩 눌러준다. 4번씩 반복하면 좋다. 손톱 양끝 주변에 분포된 부교감신경이 활성화되어 마음이 편안해지고 면역계가 활성화된다.

아로니아 관장요법
아로니아 관장으로 간 독소 및 대장 독소를 배출시키는 프로그램.

1. 표준요법
①아로니아 C3G-대장과 간의 독소를 제거하고 담도를 확장시켜 독소배출을 용이하게 한다.
②천일염-대장과 간의 독소를 중화하고 체온을 상승시켜 대

장운동을 촉진시킨다.

③생수-대장의 노폐물을 제거하고 체내에 수분을 공급한다.

2. 특징

①대장 내의 독소를 제거한다.

②간 독소를 제거한다.

③간 해독효소를 활성화한다.

④담도를 확장시켜 독소 배출을 용이하게 한다.

3. 효과

해독·독소 배출·간기능 개선

4. 방법

①관장통을 준비한다.

②생수 1L를 38도로 데운 후 아로니아농축액 10~20ml와 천일염 8g을 넣고 녹인다.

③만든 아로니아 천일염 관장액을 관장통에 넣는다.

④항문을 통해서 천천히 15~ 20분간 주입한 후 약 10~15분 정도 참았다가 화장실에 가서 단번에 배설한다.

◎처음 관장할 때 300㎖ 정도에서 변의를 못 참을 경우 변을 본 후 700㎖를 다시 주입한 다음 10~15분 정도 참는다. 어느 정도의 적응기간이 필요하다.

◎관장액이 주입되고 배설할 때까지 새우잠을 자는 자세로 오른쪽으로 누워 기다린다.

식이요법

생명력이 풍부한 영양물질과 해독물질이 풍부한 식이요법이다.

1. 표준요법

①현미 50%-몸에 필요한 영양소·효소·비타민·미네랄·식이섬유가 풍부하다.

②야채와 과일 30%-식이섬유·비타민·미네랄·파이토케미칼이 풍부하다.

③버섯 5%-식이섬유인 베타글루칸이 풍부하며 종양억제작용이 있다.

④해조 5%-몸을 따뜻하게 하고 후코이단이 종양의 자살을 촉진한다.

⑤종자 1%-생명의 본질이며 산화가 쉽게 되기 때문에 반드시 신선한 날 것으로 섭취해야 한다.

⑥생선 9%-통째로 먹을 수 있는 멸치·새우 같은 작은 생선

을 섭취한다. 단백질·칼슘·미네랄이 풍부한 동물성 완전식품이다.

⑦수분-반드시 식사 1시간 전에 생수 또는 생주스로 섭취해야 한다. 1일 권장 섭취량은 약 1.8L 정도면 된다.

2. 효과

암·당뇨병·고혈압·자가면역질환·기타 만성질환

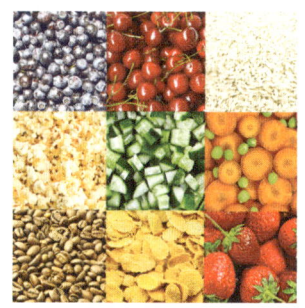

아로니아 생즙요법

효소·파이토케미칼·수용성 식이섬유가 풍부한 생즙요법으로 암를 비롯한 만성질환에 매우 효과적인 자연요법이다.

아로니아 유해산소와 산화독소를 제거하고 혈류를 개선하는 작용이 매우 탁월하다. 특히 성체줄기세포를 활성화하고 백혈구의 기능을 증가시키는 기능은 자연계 최고다. 주성분으

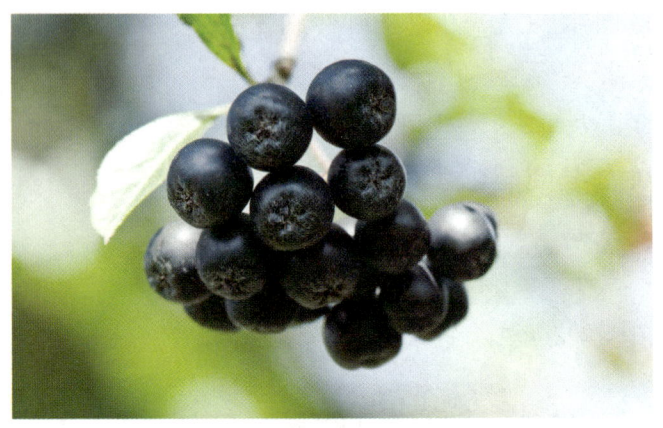

로 안토시아닌·카데킨·클로르겐산 등을 함유한다.

당근 몸을 따뜻하게 하며 모든 영양소를 가장 잘 갖추고 있는 최고의 야채다. 베타카로틴과 비타민, 미네랄이 매우 풍부하다.

사과 장 운동을 촉진하는 식이섬유 펙틴과 장근력을 강화하고 혈관을 확장하는 칼륨이 함유된 장과 혈관에 매우 좋은 과일이다.

파인애플 담즙 분비를 촉진하며 단백질과 지방의 소화를 돕는다. 또한 파인애플 브로멜린은 혈전 단백질인 피블린을 용해한다.

양파 백혈구의 기능을 높이고 혈관을 확장하며 이뇨를 돕는다. 담즙 분비를 촉진하며 몸을 따뜻하게 한다. 황화아릴이 풍부하다.

샐러리·파슬리 담석·혈전·염증물질을 용해한다. 담석을 용해하는 유기나트륨과 혈전 생성을 억제하는 피라진을 함유하고 있다.

마늘 혈압과 콜레스테롤을 떨어뜨린다. 알리신을 함유한다.

양배추 양배추 설포라민은 항암작용을 증가시킨다. 특히 양배추의 성분인 비타민U, K는 위장세포의 재생을 높여준다.

가지 가지 안토시아닌은 혈관을 확장시켜 약해진 정력을 강화시킨다.

시금치 시금치는 칼슘·카로틴·비타민·철분이 풍부하고 혈액순환을 촉진하고 위장기능을 강화시킨다.

생강 몸을 따뜻하게 하며 소화액의 분비를 촉진하고 장운동을 자극해서 인체의 활력을 증진시킨다.

오이 칼륨은 이뇨를 촉진하고 염분과 노폐물을 배출해 고혈압과 혈액 오염을 개선한다.

무 황화아릴이 함유되어 혈관을 확장하고 위장을 해독하며 담즙산 분비를 촉진한다.

여주 식물성 인슐린 역할을 하는 인슐린P가 함유되어 혈당을 개선하고 췌장기능을 강화시킨다.

◎생즙 만드는 법

아래 유기농 과일과 야채들을 깨끗이 씻어 껍질째 녹즙기로 짠 후 찌꺼기는 버리고 아로니아 C3G를 섞은 다음 천천히 씹듯이 마신다. 아래 용량은 1회 용량이며 식전 1시간 전에 섭취하도록 한다. 증상과 체력에 따라 최대 12회까지 늘릴 수 있다.

1. 암

아로니아 C3G 20g+당근 400g+사과 250g

2. 뇌경색

아로니아 C3G 10g+당근 400g+파인애플 300g+양파 20g

3. 심근경색

아로니아 C3G 10g+당근 400g+파인애플 300g+양파 20g

3. 동맥경화

아로니아 C3G 10g+당근 400g+파인애플 300g+양파 20g

4. 고혈압

아로니아 C3G 10g+당근 400g+샐러리 100g+파슬리 50g

5. 고지혈증

아로니아 C3G 10g+당근 400g+양파 30g+마늘 20g

6. 간질환

아로니아 C3G 10g+당근 400g+사과 250g+미나리 100g

7. 당뇨병

아로니아 C3G 10g+당근 400g+여주 100g

8. 관절염

아로니아 C3G 10g+당근 400g

9. 불임증

아로니아 C3G 10g+당근 400g+사과 250g + 딸기 100g

10. 중금속 중독

아로니아 C3G 10g+당근 400g

11. 전립선

아로니아 C3G 10g+당근 400g+가지 200g

12. 치질

아로니아 C3G 10g+당근 400g+시금치 300g+파인애플 300g

13. 저혈압

아로니아 C3G 10g+당근 400g

14. 비만

아로니아 C3G 10g+당근 400g+파인애플 200g

15. 담석

아로니아 C3G 10g+당근 400g+샐러리 200g

16. 두통

아로니아 C3G 10g+당근 400g+양파 100g

17. 변비

아로니아 C3G 10g+당근 200g+사과 200g+시금치 200g

18. 빈혈

아로니아 C3G 10g+당근 300g+사과 200g+시금치 200g

19. 위·십이지장궤양

아로니아 C3G 10g+당근 400g+양배추 100g+생강 10g

20. 우울증

아로니아 C3G 10g+당근 400g+사과 250g+소엽50g

21. 천식

아로니아 C3G 10g+연근 40g+생강 20g+배 400g

22. 만성피로

아로니아 C3G 10g+당근 300g+사과 200g+양파 100g

23. 지방간

아로니아 C3G 10g+당근 400g+무우 100g+양파 50g

24. 부종

아로니아 C3G 10g+당근 400g+사과 250g+양파 30g

25. 피부염

아로니아 C3G 10g+당근 400g+사과 200g+우엉 100g+오이 100g

26. 치조농루

아로니아 C3G 10g+당근 400g+사과 250g+순무잎 50g+파슬리 50g

27. 방광염

아로니아 C3G 10g+당근 300g+사과 200g+오이 100g+파슬리 50g

28. 어혈

아로니아 C3G 10g+당근 400g+사과 250g

29. 숙취

아로니아 C3G 10g+당근 400g+무우 100g+사과 250g

30. 감기

아로니아 C3G 10g+당근 400g+무우 100g+사과 250g

31. 정력약화

아로니아 C3G 10g+당근 400g+사과 250g+생강 20g+가지 200g

6
만성질환과 자연치유

암

암의 종류는 약 200여 종이 있다. 백과사전에는 "정상조직을 앗아가는 통제불가능한 세포의 성장"이라고 기술되어 있다. 실제로는 스트레스와 독소로 유발된 저산소·저체온의 환경 상태에서 정상세포가 살아남고자 돌연변이된 세포다. 암은 양성종양과 악성종양으로 크게 분류된다.

결장암의 진행 단계

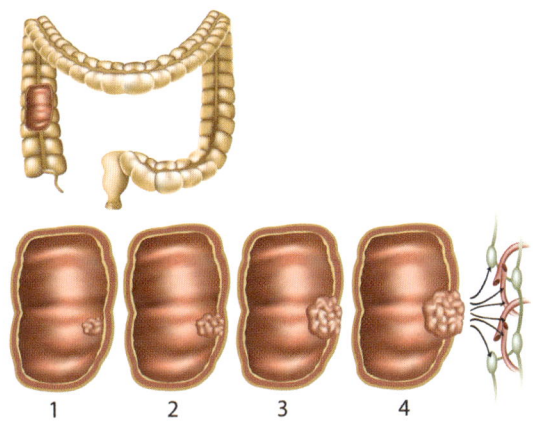

암에 대한 잘못된 상식

포도당, 과당과 같은 단당류를 섭취하게 되면 암세포 증식이 촉진되어 위험하다거나, 당근을 먹으면 암세포 증식이 촉진된다는 등의 이야기다. 또한 암환자들은 한약을 먹으면 안 된다는 등의 이야기는 전혀 근거가 없는 속설이다. 오히려 당근은 암환자의 체온을 상승시키고 혈액순환을 원활하게 하여 항암효과가 탁월한 것으로 밝혀졌다.

양성종양은 혈독에 의해서 핵유전자 변이가 일어난 세포로 정상적인 세포의 성장을 방해하여 신체의 방어능력을 저하시킨다. 여기서 혈독으로 인한 혈액오염이 점점 심해지면 신체의 주요 조직은 물론 생명 자체에 치명적인 위협이 되므로 우리몸은 최후의 방어수단으로 저산소·저체온·다독소 환경에서 견딜 수 있는 혈액정화세포를 만들어 주요 조직세포를 보호한다. 바로 이 혈액정화세포가 악성종양이다.

그래서 악성종양은 독소가 많이 쌓이고 산소가 부족해진 조직상피에서 주로 발생한다. 만약 혈액 정화작용을 하는 악성종양세포가 없었다면 우리 몸은 더 일찍 자연의 품으로 되돌아갔을 것이다.

자연치유요법으로 혈액이 정화되고 면역력이 강화되면 강력한 자연치유반응이 일어난다. 이때 대부분의 양성종양과 악성종양은 복구효소에 의해서 정상세포로 복구되지만, 만일 세포복구에 실패한 경우 NK세포, NKT세포, TK세포와 같은 암세포 담당 백혈구가 신속하게 제거한다. 즉 암세포는 가역성과 이질성을 동시에 가진 중간단계의 세포인 것이다.

암발생 주요 부위

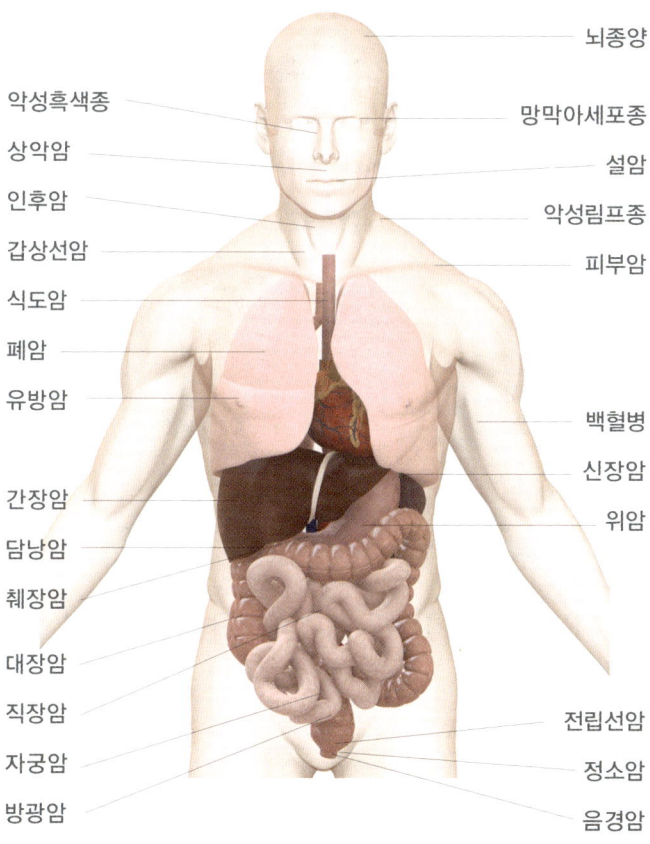

뇌심혈관질환

일반적으로 콜레스테롤이 심장마비와 뇌졸중의 원인이라고 알려져 있지만 콜레스테롤 자체는 거의 해롭지 않다. 가장 큰 문제는 오염된 혈액의 혈액독소가 콜레스테롤을 산화시켜 산화콜레스테롤(OX-LDL)로 변하는 것이다. 이 산화콜레스테롤은 산화력이 매우 강해서 심장 및 혈관과 주요 조직세포를 파괴시켜 고혈압·동맥경화·심근경색·뇌경색을 유발한다.

STAGES OF ATHEROSCLEROSIS

- Healthy artery
- Build-up begins
- Plaque forms
- Plaque ruptures; blood clot forms

자연치유요법를 실시하는 순간부터 혈액이 정화되면서 스타틴 계열의 고콜레스테롤약을 바로 중단할 수 있으며 6일째부터는 고혈압약을 완전히 중단할 수 있다. 자연치유요법은 동맥의 염증과 플라그를 제거하므로 뇌졸중을 막거나 심각한 심장마비를 예방하고 완전치유가 가능하도록 해준다.

참고로 고지혈증약으로 주로 처방되는 스타틴 계열의 약물은 콜레스트레롤의 합성을 억제하고 혈압을 떨어뜨리는 기능을 가지고 있지만 간기능을 억제하고 발기부전 등의 심각한 부작용이 보고되고 있으며, 고혈압약은 심장기능을 약화시켜 심부전 등의 부작용이 나타난다. 특히 재발성 심장마비를 예방하기 위해서 처방하는 아스피린의 장기간 복용은 뇌심혈관 환자들의 사망률 감소 효과가 거의 없으며 항상 위궤양 합병증의 위험이 높은 것으로 최근 연구결과에서 밝혀졌다.

LDL(Low density lipoprotein)
호르몬·담즙·세포로 사용되는 콜레스테롤을 조직세포로 이동시키는 주요 운반체로 간에서 합성되며 혈중 콜레스테롤의 3/4을 차지한다.

HDL(High density lipoprotein)
조직세포에 존재하는 과잉 콜레스테롤을 간으로 이동시키는 주요 운반체로 간에서 합성되며 혈중 콜레스테롤의 1/4을 차지한다.

당뇨

당뇨병은 인슐린이 부족하거나 혈중 포도당이 높아져서 생기는 병이다.

인체가 스트레스를 받으면 부교감신경이 억제되기 때문에 배설분비기능이 떨어져 인슐린 분비능력이 저하된다. 그리고 스트레스는 프리라디칼이라는 독소를 생성시키는데 이 독소는 인슐린을 분비하는 췌장의 랑게르한스섬을 파괴시켜 인슐린 분비량을 저하시키고 근육세포의 인슐린 수용체를 손상시켜 포도당을 사용하지 못하게 한다.

또한 스트레스를 받으면 카테콜아민 즉, 스트레스 호르몬인 아드레날린이 분비되는데 이 호르몬은 포도당 생성을 촉진하는 작용이 있어 포도당이 올라가는 것이다.

당뇨는 암 및 심혈관질환에 이어 세 번째로 한국인을 죽음에 이르게 하는 병이다. 당뇨는 인슐린 의존성 당뇨병, 인슐린 비의존성 당뇨병과 스트레스성 당뇨병의 세 가지가 있다.

첫번째, 제 1형 당뇨병인 인슐린 의존성 당뇨병은 소아당뇨로도 불리우며, 혈액 또는 림프독소에 의해서 췌장의 인슐린 분비세포가 대부분 파괴된 경우로 췌장 기능이 정상화될 때까지 자연치유요법과 더불어 인슐린 주사가 필수적이다.

두번째, 2형 당뇨병인 인슐린 비의존성 당뇨병은 일반당뇨로 불리우며 혈액 또는 림프독소에 의해서 췌장의 인슐린 분비세포가 일부 파괴되거나, 인슐린 분비량이 줄거나, 근육세포의 인슐린 수용체가 손상된 경우다.

마지막으로 3형 당뇨병인 스트레스 당뇨병은 최근 급증하는 당뇨병으로, 스트레스에 민감한 체질이거나 지나친 스트레스에 노출될 경우 당이 생성되거나 인슐린 분비관이 수축하여 인슐린 분비량이 감소되는 경우 발생한다.

자연치유요법으로 독소를 제거하며 손상당한 췌장세포와 인슐린 수용체를 복구시키고 스트레스에 강한 세포를 생성시킴으로써 당뇨병의 완전치유가 가능하다.

인슐린과 자연요법

인슐린 의존성 환자는 자연요법중에 인슐린 투여를 갑자기 중지해서는 안 된다. 자연치유가 될 때까지 인슐린 투여량을 조절하면서 자연요법을 병행 실시하는 것이 바람직하다.

당뇨병의 합병증

눈

당뇨병을 20년 동안 앓으면 약 30~50% 정도에서 당뇨병성 망막증이 발생한다.

간

간경변 환자의 30~40%가 당뇨병 환자다.

신경

당뇨병 환자의 70%는 상·하지의 말초 신경부위(주로 발가락, 손가락)에 저리고 감각이 둔해지고 통증이 생기는 당뇨병성 신경 합병증을 앓는다.

혈관

뇌중풍, 협심증, 심근경색 같은 혈관 합병증으로 당뇨병 환자의 60~70%가 사망한다.

피부

당뇨병 환자의 30%는 가려움증과 무좀 같은 피부 감염에 시달린다.

소화장애

당뇨병 환자의 75%가 복통, 변비, 구토, 구역, 설사 등의 소화기 장애를 경험한다.

콩팥

당뇨병성 콩팥증은 제1형 당뇨병 환자의 20~40%에서 발생하고 제2형 당뇨병 환자의 10~20%에서 발생한다.

성기능 장애

자율 신경 실조로 성기능 장애가 발생한다.

발궤양

당뇨병 환자의 15%가 발궤양으로 고생을 하며, 절단을 해야 할 정도로 심각한 증세를 경험한다.

기타 만성질환

①만성피로증후군-근육통 뇌척수염으로 알려져 있으며 면역능력의 저하로 발생한다. 여피족신드롬으로 알려진 이병은 엡스타인바병이라고도 한다. 자연치유요법으로 완치가 가능하다.

②다발성 신경경화증-MS로 알려진 이 병은 자가면역질환으로 알려져 있다. 자연치유요법으로 신경의 미엘린수초를 복구하는 과정에서 치유반응이 강하게 나타난다. 이 시기를 극복하면 미엘린수초가 재생되고 면역체계가 정상화되면서 다발성 신경경화증이 치유된다.

③인체 면역결핍 바이러스-화학요법은 일시적인 완화요법일 뿐이지만 자연치유요법으로 약해진 면역력을 강화시켜 완전히 극복할 수 있다.

④B형·C형 간염-정상적인 간에서는 염증이 발생하지 않는다. 간 고유의 해독력 때문이다. 그러나 각종 스트레스와 독소로 인하여 약해진 간의 면역체계로 인해서 간염이 늘어나고 있는 추세이다. 자연치유요법으로 면역체계를 정상화하고 해독시스템을 강화시키면 간염은 치유된다.

⑤전신홍반성루프스-SLE 전신홍반성루프스는 자가면역성질환으로 분류되며 초기 증상인 나비발진은 코의 한쪽에 생기며 점차적으로 피부·관절·신장·점막·신경계 등에도 염증을 유발시켜 사망률도 매우 높은 질환이다. 이처럼 고약한 루프스도 자연치유요법으로 완전치유가 가능하며, 다만 치유기간이 증상과 소염진통제와 스테로이드 호르몬 치료를 받았던 기간에 따라 달라질 뿐이다.

⑥류머티스관절염-RA로 불리우는 자가면역질환의 일종으로 스테로이드요법과 소염진통제요법 등의 강력한 진통제가 처방되고 있으며, 심지어 면역억제제와 항암제까지 사용하고 있는 실정이다. 그러나 이러한 치료는 환자를 더 병들게 하고 점점 불치병으로 만들고 있다. 류머티스관절염은 과다한 스트레스나 육식 단백질의 과다섭취로 혈액이 오염되어 발생하는 것이기 때문에 혈류를 개선하고 면역을 증진시키는 자연치유요법을 통해 100% 치유가 가능한 질병이다.

⑦피부경화증-자가면역질환으로 분류되며 명백히 가망 없는 환자의 상태일지라도 자연치유요법을 통해 완전치유가 가능하다.

⑧천식-천식의 주원인은 음식물과 약물과민반응이다. 치즈·초콜릿·밀은 연령과 무관하게 발작을 일으킨다. 특히 모든 어린이들에게 우유와 유제품은 절대 먹이지 말아야 한다. 옥수수사료로 키운 젖소가 생산한 우유는 오메가6 비율이 지나치게 높아 면역이상반응이 나타나기 쉽다. 시중에 있는 우유는 100% 옥수수 우유다. 자연치유요법으로 어떤 연령의 천식도 완전치유가 가능하지만 스테로이드 호르몬제를 장기간 사용한 경우에는 회복되기까지 많은 시간을 필요로 한다.

⑨중독-중독증은 술·담배·수면제·설탕·우유·약물·음식 등의 많은 중독이 있고 지속되면 건강을 해치고 결국 죽음에 이르게 된다. 사람들은 누구나 중독될 수 있다. 정신적, 육제적인 괴로움을 덜고자 접했던 약물과 물질에 자신도 모르게 중독되는 것이다. 대부분의 중독은 영양부족으로 심해진다. 중독된 사람들은 이것을 모르고 중독물질을 계속해서 찾게 되는 것이다. 자연치유요법으로 축적된 독소들을 해독시키고 손상된 세포들을 복구시켜 신속하게 중독으로부터 벗어날 수 있다.

⑩과잉행동장애-ADHD라고 불리우며 아이들의 불안증·과잉행동·집중력 부족·공격성·충동성·주의력 산만·통제불가 행

동 등과 관련이 있는 질환이다. 현대의학에서는 ADHD는 중추신경계의 기능장애가 원인이라고 하여 리탈린이라고 하는 뇌신경안정제를 아이들에게 무차별적으로 처방하고 있는 기가 막힌 실정이다. 아이들을 고분고분하고 말을 잘듣는 좀비로 만드는 일을 병원에서 저지르고 있는 것이다.

아이들의 영구적인 뇌손상이 예상되고 있으며 실제 복용하는 어린이들 가운데 원인 모를 자살이 잇따르고 있다. ADHD는 잘못된 음식물의 섭취로 인하여 체온이 저하되어 발생하는 증상이다. 실제 ADHD 증상을 보이는 아이들은 체온이 1도 이상 저하되어 있었고, 모유를 섭취한 경험이 없었으며, 매일 우유과 유제품을 섭취하고 있었고, 각종 인스턴트식품과 정크식품을 섭취하고 있었다. 자연치유요법을 적용하여 아이들의 체온을 올리고 혈액을 정화하고 영양분을 충분히 공급한다면 ADHD를 바로 멈추게 할 수 있을 것이다.

⑪우울증-우울증의 원인은 심리적 요인과 신체적 요인으로 나눌 수 있다. 뇌의 기능은 기본적으로 뇌세포의 건강에 달려있다. 뇌세포는 산소의 2/5를 소비하고 혈액의 1/5을 사용하는 가장 중요하고 복잡한 기관으로, 기능을 제대로 수행하기 위해서는 많은 양의 비타민·미네랄·효소 등의 영양분이 요구된다. 그러나 뇌세포가 충분히 영양분을 공급받지 못하

고 혈독에 의해서 공격을 받게 되면 특정한 뇌장애인 조울증·정신분열증·만성불안·우울증이 발생한다.

이러한 뇌질환을 치료하기 위해 개발된 수많은 약물은 우울증을 악화시키고 자살이나 살인을 부르는 심각한 부작용을 유발하고 있는 실정이다. 이와 반대로 자연치유요법은 완벽한 해독과 영양공급을 통해서 신속하게 우울증을 치유할 수 있고 약물치료를 받는 사람들도 약물로부터 완전히 해방시킬 수 있다.

⑫크론병-크론병은 자가면역질환의 일종으로 소장의 맨 끝부분인 회장 부위에 만성염증이 발생하는 병이다. 일반적으로 악화와 완화의 기간이 번갈아 일어나면서 설사·복통·체중감소·빈혈·장폐색을 앓게 된다. 결국엔 대장을 잘라내야 한다. 소염진통제 등의 약물요법으로는 결코 치료할 수 없는 병으로 오직 자연치유요법으로 면역계와 혈관계를 정상화시킬 때만이 치유가 개시되는 것이다.

⑬갑상선 기능저하증-하시모토 갑상선염으로 알려진 자가면역질환의 일종으로 각종 독소에 의해서 손상된 림프구가 갑상선 조직을 공격하여 갑상선 호르몬이 충분히 생성되지 못할 때 발생한다.

갑상선 호르몬은 인체 모든 세포의 대사에 영향을 미치기 때문에 결핍되면 전신에 걸쳐 많은 증상이 나타난다. 호르몬 등의 약물요법으로는 근본치유가 불가능하며 독소를 제거하고 손상된 자기감시림프구를 정상화시키며 파괴된 갑상선조직을 회복시키는 자연치유요법을 실시함으로써 완치가 가능하다.

갑상선 기능 저하 증상
ⓐ 체중증가·체온감소
ⓑ 남성(성욕감퇴)·여성(월경이상·불임·사산·유산)
ⓒ 거친피부·탈모·손톱약화·손톱 가로줄 무늬
ⓓ 우울·허약·피로·건망증
ⓔ 근육통·골격통증
ⓕ 동맥경화·고혈압·심부전
ⓖ 호흡곤란·변비·신장기능 약화

⑭알레르기질환 – 아토피성피부염·알레르기천식·알레르기비염으로 대표되는 면역질환의 일종이다. 과잉보호·과식·운동부족·전자파·식품첨가물·탄산가스 등으로 림프구가 과잉증가되어 나타나는 면역과민반응이다.

현대의학에서 사용하는 스테로이드와 항히스타민제제는 면역반응을 중지시켜 증상을 일시적으로 멈추게 할 순 있지만 대부분 악화되며 근본치료는 절대 불가능하다. 자연치유요법으로 면역세포를 정상화시키면 대부분 완치가 가능하다.

아로니아 C3G
체험사례

■ 추천의 글

"자연치유의 놀라움을
경험하는 기회가 되길…"

아로니아와 자연치유를 통해 질병 없는 건강하고 행복한 세상을 만들기 위해 노력하신 JBK 자연의학연구소 장봉근 원장님의 축적된 연구결과와 이를 통해 건강하고 행복한 삶을 되찾은 진솔한 사례들이 한 권의 책으로 엮어지게 됨을 진심으로 축하드립니다.

그 무엇보다도 감사한 것은 아로니아 C3G를 섭취해보고 가족, 친지, 지인들에게 권한 결과, 도저히 믿을 수 없는 체험사례를 저 자신도 경험하게 되었다는 사실입니다.

진실은 땅에 묻어도 다시 솟아난다고 하며, 어느 한 사람을 일순간 속일 수 있을지언정 수많은 사람들을 오랫동안 속이는 것은 불가능하다고 합니다.

자연이 준 기적의 선물이 아로니아라면, 신이 우리에게 내린 축복의 기적 중 하나는 자연치유라고 생각합니다.

아로니아와 자연치유를 통해 수많은 사람들에게 기적 같은 일들이 일어났듯이, 이 책을 읽고 계시는 독자분들께도 자연치유의 놀라움을 경험하는 기회가 되었으면 합니다.

(주)면역과학연구소 대표이사 김조헌

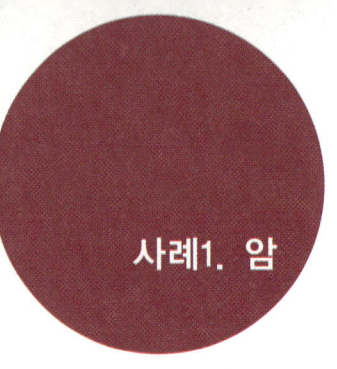

사례1. 암

대장암, 위암

조예나, 서울시 상도동, 62세, 여, 사업

저는 2007년 3월, 병원에서 말기 대장암과 위암을 판정 받았습니다. 체력과 나이, 병의 진행상태로 보아 외과적 수술은 어려웠으며, 항암치료와 방사선치료가 좋겠다는 병원측의 권유가 있었지만 두렵기도 하고 제 몸이 항암치료를 견딜 수 있을지 몰라 입원을 포기했습니다. 당시 병원측 의견으로는 2개월 정도 살 수 있다는 소견이었습니다.

입원을 포기한 다음 날부터 친구의 소개로 알게된 아로니아 C3G와 노유파 지방산을 복용하기 시작했습니다. 2주가 지나면서부터 식욕이 생기고 피부에 생기가 돌면서 검푸르던 얼굴색이 붉은색으로 바뀌며 구토가 사라지더군요. 병원에서 말했던 시한부 2개월이 지나자 몸은 더욱 건강해져서 식사량도 정상으로 돌아왔고 혼자 등산과 산책을 할 수도 있었습니다.

그리고 2010년 현재까지 재발 없이 건강하게 잘 지내고 있습니다. 꺼져가는 삶에 새로운 생명을 선물해준 아로니아 C3G와 자연에 진심으로 감사하며 살고 있습니다.

● ● ●

뇌종양, 위암, 혈관암, 폐암
최상진(가명), 경북 포항시, 남, 64세, 자영업

저희 아버지께서는 심한 두통과 일어날 수 없을 정도로 척추가 아파 병원에서 진단한 결과 위에서 전이된 암세포가 폐, 혈관, 뇌, 척추에까지 퍼져있다는 진단을 받았습니다. 이미 수술도 불가능하고, 너무 너른 부위에 암세포가 전이돼 빠르면 일주일 안에 사망할 수도 있다는 결과를 받았습니다. 병원에서는 항암치료도 권유하지 않았습니다. 저희 가족은 지푸라기라도 잡는 심정으로 항암치료를 받으며 유언장과 장례식을 준비했습니다.

그러다 항암제로 죽일 수 있는 암세포의 종류가 10퍼센트 밖에 안 되며, 또한 정상세포에 대한 부작용이 심해서 결국에는 면역저하로 사망하는 경우가 많다는 담당의사의 소견을 듣고 자연요법에 눈을 돌리게 되었습니다.

때마침 아는 분의 소개로 아로니아 C3G를 알게 되었습니다. 7일간의 항암치료 후 체중은 10킬로그램 정도가 줄었지만 노유파 지방산을 섭취하면서 심했던 구토 증상이 사라졌고, 아로니아 C3G 섭취 사흘째가 돼서는 두통과 척추통도 사라지며 식사도 하시게 되었습니다.

복용 7일째에는 몸무게가 8킬로그램 정도 증가했습니다. 이후로 5차 항암치료를 받는 동안 구토와 체중감소 증상은 전혀 없었고, 복용 45일 후에는 재검사 결과 뇌의 종양이 사라지고 위, 척추, 혈관의 암세포 크기가 약 1/3로 줄었으며, 폐의 암세포는 1/2로 줄었다는 것을 알게 되었습니다. 담당하셨던 의사선생님마저 드라마 같은 일이라고 매우 놀라워하셨습니다.

현재는 5차 항암치료 후 퇴원한 상태이며, 등산도 다니시고 전에 하셨던 일도 다시 하실 정도로 힘이 넘치십니다.

● ● ●

폐암
임종부, 서울시 구로구, 63세, 남

갑자기 몸이 피로하고 체중이 감소하면서 피가래가 나와서 집 근처 병원에서 엑스레이 검사를 한 결과 종양이 발견되었습니다. 종합병원에서 CT촬영 등 정밀검사를 한 결과 진행성 폐암이라는 진단을 받았습니다.

그러나 이미 주변 장기로 암세포가 전이되어 외과적 수술은 불가능하다는 진단이었습니다. 그래서 화학요법과 방사선치료를 함께 받았습니다. 그러나 항암제로 인한 구토, 탈모, 피로감, 흉통 등 심한 부작용이 나타났고, 방사선치료도 거의 효과가 없었습니다.

얼굴은 생기가 없어졌고, 더불어 희망도 사라졌습니다. 차라리 집에서 요양을 하는 것이 낫겠다는 판단을 해 퇴원을 결정했습니다. 병원에서는 더 이상 할 일이 없었으니까요.

집으로 돌아와 암에 효과가 있는 건강식품을 알아보던 중 선배로부터 연락이 왔습니다. 아로니아 C3G와 노유파 지방산이라는 제품이 있는데 차병원에서도 권장할 정도로 효과가 뛰어나니 복용해보라는 내용이었습니다.

아로니아 C3G에 함유된 색소물질 중에 암에 유효한 성분이 다량 함유되어있다는 말이었습니다. 왠지 꼭 이것을 먹어야만 살수 있을 거라는 생각이 들어서 마치 뭔가에 홀린 것처럼 바로 제품을 구매해 복용하기 시작했습니다.

선배의 권유대로 아로니아 C3G와 노유파 지방산을 같이 복용한 지 2주만에 얼굴에 생기가 돌고 식욕도 생기기 시작했습니다. 빠졌던 머리카락도 다시 나기 시작했고 흉통도 서서히 사라졌습니다. 복용한 지 4주 정도가 지나자 외출을 할 수 있었고, 운영하던 가게에 나가 다시 일을 시작할 수 있었습니다.

복용 6주 후에 병원에서 엑스레이와 종양마커 등의 검사를 한 결과 확실히 암의 진행이 중지되고 암세포의 크기가 매우 작아졌다는 사실을 확인했습니다. 이후로 등산과 운동 등으로 몸을 단련하며 가게 일을 한 지 벌써 1년이 되어갑니다. 지금은 제가 삶과 죽음의 갈림길에 섰던 것이 믿기지 않을만큼 건강하게 살고 있습니다. 제게 생명의 기적을 준 아로니아 C3G와 노유파 지방산을 평생 복용한다면 암의 재발 또한 막을 수 있을 거라고 믿고 있습니다.

● ● ●

갑상선암, 후두암
김윤희, 서울시, 50대

2007년 갑상선암이 발생해 수술을 했으나 암세포가 후두로까지 전이되었습니다. 재수술을 권유받았으나 포기한 상태였죠. 숨을 쉬는 것조차 힘들었던 2010년 9월말, 지인으로부터 암예방에 좋다는 아로니아C3G를 받았습니다.

그러나 건강식품을 신뢰하지 않던 저는 아로니아C3G를 미뤄 놓았다가 약 한 달 뒤부터 복용하게 되었습니다. 처음 받은 양의 반쯤 먹으니 호전반응이 오기 시작했습니다. 손, 발, 온몸이 가렵기 시작하더니 아침에 눈을 뜨면 피로가 많이 없어진 것이 느껴졌습니다. 손등에 불거진 혈관도 사라졌습니다.

현재는 호전반응을 이겨내고 플라자 상점 직원으로 출근하고 있습니다. 늘 아로니아C3G에 감사하며 살고 있습니다.

● ● ●

전립선암, 폐암, 골수암
허공, 대구시

저는 대구에서 자연치유법과 기공, 단전호흡, 명상 등을 지도하면서 암환자와 불치병 환자들을 자연치유와 대체요법으로 돕고 있습니다. 아로니아에 관한 책자와 제품을 접하고 마침 전립선암 말기에 골수와 폐에까지 암이 전이되어 병원에서는 더 이상 치료가 힘들어 본인이 돕고 있는 환자에게 복용을 시키고 있습니다.

전립선암은 특히 밤에 소변의 장애가 많이 일어나는 질환입니다. 저희 환자분 역시 하룻밤이면 평균 7~8회 정도 깨어 소변을 보아야 해서 수면 부족을 호소하고 있었습니다. 그러나 아로니아 C3G를 약 3개월 정도 복용하고부터는 새벽 2시 이후 아침까지 소변을 보지 않고 숙면을 취할 수 있게 되었습니다. 그리고 소변 보는 과정이 너무 편해졌다고 좋아하십니다.

아로니아 C3G의 연구자료 등을 보면 안토시아닌 성분이 세계 최고라고 합니다. 이 성분은 우리 인체 내에서 여러 가지 역할을 하는데 항산화 능력과 심혈관질환에 탁월한 능력이 있다고 하며, 여러 가지 비타민과 미네랄이 생명활동에 많은 도움이 된다고 확신하기에 제가 지도 관리하는 환자에게 자신있게 복용을 권하고 있는데 결과가 제 예상보다 더욱 좋습니다.

보통은 하루 2~3회 복용하도록 권하지만 본인은 하루 5회를 복용하도록 지도를 하였습니다. 아로니아 C3G는 약은 아니지만 지구상에 몇 안 되는 완전식품 중 하나입니다. 진하게 한잔 마시기보다는 따뜻한 미온수에 연하게 희석해서 커피 대용으로 자주 마셔주면 흡수에 도움이 되겠습니다.

● ● ●

대장암, 위암
최연숙, 서울시 동대문구 청량리동, 여, 주부

저는 초등학교 3학년 아들과 6살 딸아이를 둔 평범한 주부입니다. 2004년 2월 경 제 몸에 암이 있다는 사실을 알고 수술을 했습니다. 다행히 위암 초기라 완치율이 높다고 해서 모두들 안도하였습니다.

재발 방지 차원으로 힘든 항암치료와 방사선치료도 견뎌냈습니다. 그러나 꼼꼼한 정기검진을 했음에도 불구하고 3년 후에 변에 이상이 있어 내시경을 해보니 이미 암세포가 대장으로 전이가 되었더군요. 하늘이 무너지는 것 같았고, 전이라는 사실에 절망해 많이 울었습니다. 그러나 저는 넋 놓고 울 시간이 없었습니다. 아이들이 아직 엄마손이 한창 필요한 때이니 얼른 치료를 받아 나아야겠다는 생각을 했지요.

 그래서 수술 후에 전주에 있는 한방요양병원을 찾아가게 되었습니다. 그곳은 산속에 있어 공기도 좋았고, 무엇보다도 암을 앓고 있는 사람들이 함께 있어 정보교환도 할 수 있었습니다. 그런데 약 두 달 정도 지나자 음식만 먹으면 배에 통증이 생기고 가스도 나오지 않고, 그렇게 자주 보던 변이 나오지 않았습니다. 시간이 지날수록 배의 통증은 더욱 심해졌습니다.

서울로 올라와 응급실에 입원을 했더니 복막의 암 때문에 장폐색증이 왔고, 담당 교수님께서는 치료법이 없으니 진통제를 맞으며 계속 굶으며 지켜보자고 하시더군요. 정말 답답하고, 내가 암 때문에 굶어죽을 수도 있겠구나 하는 생각이 드니 너무나도 무서웠습니다. 그래도 아이들을 떠올리니 도저히 이대로 죽을 수는 없다는 생각이 들었습니다.

그래서 시아버지께서 주신 아로니아 C3G와 노유파 지방산을 복용하기 시작했습니다. 배가 아파서 물조차 삼키기 힘들었지만 진통제를 맞아가며 꾹 참고 열심히 먹었습니다. 그 전부터 시아버지께서 아로니아C3G와 노유파 지방산을 권하셨지만 암을 고친다는 식품들이 너무 많아 쉽게 결정하지 못하고 있었거든요.

그러나 암성 통증이 있고 나서부터는 아로니아 C3G를 규칙적으로 양을 늘려가며 복용했습니다. 열흘 정도 지나니까 가스가 조금 나오더니 변이 나왔습니다. 너무 기뻐 병원 복도를 링거를 끌고 열바퀴도 더 돌았습니다. 다음 날에도 여전히 가스가 잘 나오고 배의 통증도 차츰 없어졌습니다. 한달 후 CT를 찍어보니 복수도 없어지고, 교수님께서도 많이 좋아졌다고 하셨어요. 물론 식사량도 늘었고요.

식사를 하게 되니 항암치료를 할 수 있게 되어서 7차까지 항암치료를 받았습니다. 그러나 본래 항암치료는 암세포를 죽이지만 내 몸에 있는 정상세포도 죽이는 단점이 있어 면역력 저하를 불러옵니다. 내 스스로 암을 이길 수 있는 힘을 더 잃어버리는 것 같아 지금은 항암치료를 중단하고 아로니아 C3G와 노유파 지방산만 열심히 먹으면서 내 몸의 면역세포를 더 튼튼하게 만들고 있습니다. 규칙적인 운동과 긍정적인 사고는 기본이고요.

아프고 나서부터 지금까지 제 옆에서 헌신적으로 간호를 해주신 친정어머니도 아로니아 C3G와 노유파 지방산을 갖다주신 시아버지께 감사드리고 있습니다. 암으로 고통받고 있는 환자뿐 아니라 그 가족 모두 예방 차원으로 아로니아 C3G

와 노유파 지방산을 복용하시면 좋겠다는 생각입니다.

● ● ●

유방암, 당뇨
김정인, 경북 포항시, 60대

저는 61세 된 여성입니다. 39세 때부터 당뇨라는 지병을 갖고 20년이 넘게 당뇨약을 복용하였으며, 신경을 많이 쓰는 직장에서 근무를 했기 때문에 여러 지병이 있었습니다. 오십견이 양어깨에 찾아와 심한 통증으로 밤이면 잠을 잘 수도 없을 정도였습니다.

팔과 어깨의 통증으로 몇 년 동안 심한 고통을 겪으면서 서울대병원 통증클리닉에서 주사도 맞아보고 한의원에서 침과 쑥뜸 치료도 받아봤지만 별다른 효과를 보지 못했었죠. 그리고 당뇨약을 오랫동안 복용하다 보니 오후만 되면 눈에 안개가 낀 것처럼 시야가 잘 보이지 않고 몸 전체가 피로에 흠쩍 젖어 삶의 의욕을 잃고 심한 우울증에 시달렸습니다.

그러던 2008년 3월 중순경, 제게 또 다른 시련이 찾아왔습니다. 오른쪽 가슴에서 딱딱한 몽우리가 발견되어 병원에서 검사를 해보니 유방암2기라고 하네요. 4월 12일 서울대병원(노동영 박사)에서 수술을 받고, 8번의 항암치료와 한달반 동안 매일 방사선치료를 받았습니다. 제 모습은 정말 말이 아니었습니다.

힘겹게 생활을 하고 있을 무렵, 제일 아끼고 사랑하는 후배에게 아로니아 C3G와 노유파 지방산을 전달받고 효과를 믿기보다는 후배의 따뜻한 마음 때문에 복용을 시작했습니다. 복용 후 15일이 지나면서 치유반응이 시작되었습니다. 후배가 느낀 것과 똑같이 자고 일어나면 눈을 뜰 수 없을 정도로 눈곱이 끼었습니다. 감기몸살처럼 몸이 아프기 시작하더니 가래와 기침으로 밤을 지새워야 했습니다. 사람 몸속에 이렇게 많은 노폐물이 있을까 싶을 정도로 많은 노폐물들이 나왔습니다. 제일 많이 아프던 어깨와 팔이 더 심하게 아팠으며, 손등이 부어 손을 움켜쥘 수도 없었습니다. 엄지손가락이 굽어지지 않아 글씨를 쓸 수도 없을 정도였지요. 정말 심한 치유반응을 겪었지만 그 때마다 후배의 독려로 견딜 수 있었습니다.

그러다 보니 벌써 아로니아 C3G와 노유파 지방산을 복용한 지 2년이 되었습니다. 지금은 책을 읽을 때 안경을 끼지 않아도 될 정도로 눈의 피로가 나아졌으며, 정신과 육체 모두가 깨끗해진 느낌입니다. 수술 후 복용하던 약들은 일체 먹지 않으며, 특히 장복하던 당뇨약도 이제는 복용하지 않아도 생활에 지장이 없을 정도입니다. 어깨와 팔도 좋아져서 운동도 할 수 있고, 손등의 부기도 빠지고 손가락도 마음껏 글씨를 쓸 수 있을 정도입니다.

저처럼 많은 분들이 아로니아 C3G와 인연을 맺어 질병의 고통에서 해방되길 기원합니다.

● ● ●

유방암, 위용종, 만성위염
김정원, 경기도 고양시 일산구 주엽동, 50대

50세가 넘어가다보니 주변 친구들에게 "종양이다, 암이다"라는 소리를 자주 듣게 됩니다. 나의 절친한 친구가 위암수술을 하고 고통중에 있어서 늘 안타까움을 감출 수 없던 차에 의료보험공단에서 정기검진을 받으라는 안내장이 와서 몇 가지 검사를 해보았습니다.

검사 결과, 자궁은 상피세포이상, 위와 유방엔 종양이 생겼다고 하며 "빠른 시일 내에 전문의료기관에 방문하시어 추가검사를 받으시기 바랍니다"라는 형광펜으로 강조한 문구를 보고는 참으로 답답했습니다.

나에게만큼은 일어나지 않을 일이라고만 생각했었거든요. 특히 유방암 검사는 추가 초음파검사가 필요하다고 하여 다시 검사를 하였는데, 위험하니 4개월 후 종양이 커진 상태를 보다가 수술을 하자고 하였습니다.

수술은 간단하다는 의사에 말에 기분이 씁쓸하였고, 과거 몇 번의 수술 경험으로 공포스러웠던 병원이 너무나 부담스러웠습니다. 더 부담스러운 것은 위내시경검사 후 받은 두툼한 약봉지와 가뜩이나 속이 안 좋아 고통중인데 만성위축성위염 및 역류성식도염이라는 단어들이 더 고통을 가중시켰습니다.

그러던 차에 지인으로부터 아로니아 C3G에 대한 정보를 듣게 되었습니다. 아로니아 C3G로 말기암 환자나 불치병을 치료한 사례를 듣고 가능성을 갖게 되었고, 9월말부터 먹기 시작한 결과 1월 9일 다시 찾은 유방초음파 결과 종양은 없어지고 아무 것도 없다는 결과를 받게 되었습니다.

"몇 달 전에 촬영했을 때는 분명 있었는데 왜 지금은 없어요?"라는 나의 물음에 의사는 "없으니까 없다고 하는 겁니다"라고 말했습니다. 그 말에 날아갈 것 같이 기뻤습니다. 아로니아의 효능 덕분이었어요. 우리 딸아이도 같이 먹었는데 전에는 있었던 아토피와 가려움증이 말끔히 사라졌습니다. 그리고 항상 안 좋았던 위도 편안해지고 내 몸은 아주 쾌적한 상태가 되었습니다.

백혈병

○○○, 서울시, 20대, 여

4월경 감기에 걸려 병원에서 감기약을 처방받고 일주일 정도 복용했는데도 호전되지 않아서 또 다른 병원에 가서 다시 감기약을 처방받아 복용했습니다. 두 달간 두세 군데 병원을 찾아 약을 복용한 뒤 6월 10일쯤부터 목주변이 심하게 붓는 증세가 나타났습니다. 저는 단순하게 감기 때문에 목주변이 부은 줄 알고 어머니와 함께 동네에 있는 병원으로 갔습니다.

동네병원에서 혈액검사를 받고, 백혈병이 의심되니 큰 병원에서 재검사를 해보라는 이야기를 들었습니다. 일산에 있는 암센터에 검사예약을 해놓고 2010년 6월 29일 골수검사를 했습니다. 골수검사 결과가 나오기까지는 10일 정도가 걸리는데 10일 동안은 아무 것도 할 수 없는 상태였습니다.

그러던 도중 어머니께서 몇 년 동안 알고 지내던 지인으로부터 아로니아 C3G에 대한 정보를 들었고, 조금이라도 치유하는데 도움이 될 수 있도록 복용해보겠다는 생각을 하게 되었습니다. 그 다음날 바로 지인으로부터 아로니아 C3G를 전해 받고, 그날부터 하루에 30ml씩 복용을 했습니다.

10일 뒤인 7월 7일 검사결과가 나왔습니다. 병명은 급성림프성백혈병이었습니다. 급하게 암센터에 입원을 했습니다. 심하게 떨어진 면역력 때문에 무균실에 입원을 해야 했어요. 그런데 입원을 해도 일주일이 고비라는 충격적인 소견을 듣게 되었습니다. 면역력을 높여서 다른 바이러스가 침투하지 못하게만 막아줄 뿐 다른 방법은 없었습니다.

너무도 막막했던 그때, 아로니아 C3G를 주신 지인으로부터 자연치유 쪽으로 생각을 해보라는 권유를 받게 되었습니다. 7월 10일 장봉근 원장님의 자연치유에 관한 건강세미나 강의를 들은 후 바로 일대일 상담을 하였습니다. 장봉근 원장님과 상담을 한 후, 어차피 병원에 입원해도 하루하루를 고통 속에 보낼 것 같아 자연치유를 해봐야겠다는 확신이 들었습니다.

바로 다음날부터 JBK식단을 받고 자연치유를 시작하게 되었습니다. 이제 아로니아 C3G를 만난 지 두 달이 다 되어갑니다. 아로니아와 함께 JBK식단 등 자연요법을 병행하면서 일주일에 한번씩 혈액검사를 받고 호전되고 있는 상태입니다. 이제는 매주 혈액검사 결과를 보는 것이 너무나 기쁩니다.

며칠 전 혈액검사 결과가 이때까지의 어느 결과보다 좋게 나왔고, 림프구 수치도 거의 정상수치로 돌아왔습니다. 처음 병명을 알기 전에 부었던 목 주변 림프선도 부기가 많이 가라앉았고, 하루하루 좋아지는 제 모습을 보면 아로니아 C3G로 인해 새로 태어난 기분입니다.

갑상선암, 자궁적출술, 염증

최영옥, 울산, 50대, 여

저는 갑상선암수술과 자궁적출술, 그리고 또 한번의 배를 가르는 수술을 했고 신경이 아주 예민한 편이었습니다. 제가 아로니아 C3G와 노유파 지방산을 먹고 처음 경험한 반응은 몸에서 냄새가 나기 시작했고, 잠이 너무 많이 와서 집에 들어가면 씻지도 못하고 잤는데 아침에는 알람이 울리기도 전에 가볍게 눈이 떠지고 일어나면 아주 기분좋게 하루를 시작할 수 있었습니다. 평소 아침 일찍 몸이 가볍게 일어나는 것이 소원이었습니다.

그리고 피부가 굉장히 좋지 못했는데 아주 좋아졌고요. 스트레스를 많이 받는 성격이었는데 웬만해서는 스트레스를 잘 받지 않았고, 자궁적출술을 받고난 후에는 질이 아주 깨끗하다고 생각했는데 그것이 아니고 질액이 하나도 없었는데 지금은 매일 팬티를 갈아 입어야 할 정도가 되었습니다.

그리고 예전에 같이 일했던 친구가 잇몸이 안 좋아서 치아를 빼고 틀니를 하러간다는 것을 붙잡고 아로니아 C3G를 억지로 권해서 약 열흘간 먹었는데 잇몸에 살이 차오르고 스트레스를 받지 않는다고 합니다.

위암말기, 당뇨

김요한, 청주시, 50대 중반, 남

저는 2010년 10월 10일 위암말기 판정을 받고 위를 95% 절제한 후 대장파열로 대수술을 두 번씩이나 하고 몸무게가 38킬로그램이나 빠진 50대 중반의 남자입니다.

수술 전 당뇨가 있었고, 사타구니에 호두 크기의 혹이 자라면서 피로와 스트레스를 크게 느끼고 걸음이 아주 불편했습니다. 무엇보다 우울증과 대인기피증이 가장 심각했습니다. 늘 죽고 싶어서 어떻게 죽을까를 많이 생각했습니다.

그러던 중 2012년 3월 5일 아로니아 C3G를 만났습니다. 바로 이것이 나를 살릴 수 있다는 마음으로 바로 먹기 시작했습니다. 복용한 지 3일째부터 몸에서 이상한 반응이 나타나기 시작했습니다. 겁이 났지만 호전반응이라고 해서 긍정적인 자세와 감사하는 마음으로 먹었습니다.

방귀, 속쓰림, 가려움증, 설사, 감기증상, 부종, 두통 등의 많은 호전반응이 무섭게 나타났습니다. 소변을 보면 거품이 많이 생겼는데 어느 날부터 거품이 없는 색깔이 좋은 소변을 보고 혈당체크를 한 결과 혈당수치가 정상이 되어 지금은 당뇨약을 전혀 먹지 않고 있습니다.

사타구니 혹도 작아져 걸음걸이도 좋아지고 팔다리도 아프지 않아 이제는 활동하는데 전혀 어려움이 없습니다. 숨차는 것도 사라지고 얼굴색도 좋아지고 건강이 회복되었다고 주위 사람들이 모두들 기쁜 마음으로 축하해주고 있습니다.

이제는 마음대로 움직이며 아로니아 C3G와 노유파 지방산을 홍보하면서 일도 열심히 하고 있습니다. 하늘에서 인간에게 내린 지구상 최고의 선물이라고 생각하고 늘 감사하고 고맙게 여기며 살고자 합니다.

저뿐만 아니라 아픈 많은 사람들에게 아로니아와 자연치유의 위대함을 알려주신데 대해 진심으로 감사합니다. 죽는 것이 아니라 살아가게 해주시고 우울증과 대인기피증에서 벗어나게 해주신 점, 하늘과 장봉근 원장님, 고맙습니다.

● ● ●

위암말기

○○○, 전주시, 80대, 남

제가 아는 한 분은 위암 말기의 80대 남자분인데 미음도 잘 못드시고 통증이 심해서 잠도 제대로 못 주무실 정도로 심각한 상태였습니다. 그 분 따님으로부터 아로니아 C3G가 암에 좋다는 말을 듣고 전화가 와서 일단 아로니아 C3G고농축액 샘플 몇 개를 보냈는데 놀랍게도 몇 개를 드신 후에 미음도 드실 수 있고, 통증도 적어져 잠도 이틀째 편히 주무실 수 있게 되었다며 아로니아 C3G와 노유파 지방산을 구입해

드시기 시작했습니다.

단 일주일만에 상태가 많이 호전되어 몇 달 동안 못드셨던 밥까지도 드실 수 있는 상황까지 호전되는 기적과 같은 일이 일어났습니다

● ● ●

유방암, 유방용통, 생리통
김미순, 서울시 강동구 성내동, 50세, 여

저는 서울 강동에 살고 있는 50세된 주부입니다. 몇 개월 전 우연한 기회에 26세된 딸아이와 함께 아로니아 C3G를 섭취하게 되었습니다. 참고로 저는 결혼 후 아이를 낳고 30세 때 왼쪽 가슴에 섬유선종이라는 종양을 떼어냈습니다. 그런데 그것이 유전인지 딸아이 역시 고등학교 2학년 때 저와 똑같은 위치에 같은 병명으로 수술을 하게 되었습니다.

남들이 보기에는 별 것 아니지만 저의 입장에는 아직 어린아이한테 가슴에 수술자국을 남겨줬다는 게 엄마로서 또는 같은 여자로서 제 잘못인 것 같아서 죄의식에 몸둘 바를 몰랐습니다. 여하튼 수술을 했고, 중요한 것은 그 이후 수술한 위치 주변에 작은 멍울 같은 게 몇 개씩 잡혀서 수시로 초음파 검사를 해왔습니다. 특히 생리 전에는 가슴통증이 심하게 동반되어 딸아이가 무척 힘들어했습니다.

그런데 아로니아 C3G를 2개월 정도 섭취했을 무렵, 딸아이가 아침에 일어나서 저를 보고 대뜸 하는 말이 "엄마! 내 가슴 좀 만져봐"하길래 무심코 딸의 가슴에 손을 대보고 제 손을 의심하지 않을 수 없었습니다. 평소에 만져졌던 멍울이 하나도 없었고, 생리통으로 힘들어 했던 일들이 어느 순간부터 없어졌습니다. 그 순간 요즘 애들이 말하는 "대박"이라는 말을 나는 계속 읊어댔고 그제서야 10여 년 전부터 있었던 목옆 피지가 약 7cm정도 크기였는데 1/2로 줄어든 것을 알게 되었습니다.

딸과 함께 다시 한번 "대박"을 외쳤고 다른 식품들과 별다를게 없을 거라고 잠시나마 생각했던 게 너무 미안했습니다. 그래서 지금은 어느 누구보다 아로니아의 마니아가 되었고, 아로니아 C3G와 세포막 형성에 좋은 노유파 지방산을 함께 섭취하면서 건강을 유지하고 있습니다.

더불어 딸애가 뮤지컬이라는 힘든 직업을 갖고 있는데 지방공연을 갈 때도 스스로 아로니아 C3G와 노유파 지방산을 챙겨 가는 모습을 보고 같이 공연하는 동료들도 먹는 방법을 알고 싶어한다며 기분좋은 소식을 전하곤 합니다. 지금은 사랑하는 주변분들에게 아로니아와 자연치유의 효능을 전달하면서 뿌듯하고 행복해하는 내 자신을 발견하게 되었습니다. 다시 한번 아픈 모든 분들의 건강에 파이팅을 보냅니다.

자궁근종, 자궁염

서미숙, 목포시 옥암동, 여

저는 2008년도 건강관리공단에서 실시하는 무료건강검진을 받게 되었습니다. 검사결과 산부인과 재검진이라는 통지서를 받고 깜짝 놀라 동네 병원에서 진료를 받았는데 큰 병원으로 가서 좀더 정확한 검진을 받으라며 소견서를 써주셨습니다. 전남대병원에서 검진한 결과 자궁근종이라는 병명이 나와 수술을 해야만 했습니다. 수술 후 생리가 불규칙해지고 생리량이 줄고 생리가 끊기는 증상이 나타났고, 우울증과 무기력증, 그리고 여자로서의 삶을 다했다는 느낌 때문에 의욕상실 증상까지 나타났습니다.

그러던 중 가까운 언니가 아로니아 C3G를 권해주어 2주 정도 거르지 않고 꼼꼼하게 챙겨 먹은 결과 작은 양이지만 신통하게 생리가 시작되었는데 이상하게도 전에 느끼지 못했던 심한 악취가 났습니다. 남편이 퇴근 후 집에 오면 어디서 간장 썩는 냄색가 난다고 할 정도로 심한 냄새였습니다.

생리량보다 어혈덩어리가 더 많이 배출되어 간단한 외출도 못할 정도로 보름동안 계속해서 오염된 핏덩어리가 나왔습니다. 아로니아 C3G의 호전반응이라고 생각은 했지만 한편으로는 걱정이 되었습니다. 혹시나 하는 마음에 병원 진료를 받아볼까도 생각했지만 호전반응이라고 믿고 견디었습니다.

가까운 시장에 가거나 지인을 만날 때 중간에 옷을 갈아입기 위해 집에 들어와야 할 정도로 어혈이 심하게 나왔습니다. 그런데 정말 신기할 정도로 20일이 지난 어느 순간부터 초경할 때보다 더 맑은 선홍빛으로 생리색이 변하고 깨끗해졌다는 것을 확실하게 느낄 수 있었습니다.

아로니아 C3G와 노유파 지방산을 복용한 후 몸속의 노폐물과 독소가 배출되어 얼굴색도 맑아지고 피부 또한 선명해지고 건조했던 피부에 윤기가 돌아 주변에서 마사지를 받았냐며 물어보기도 합니다.

아로니아 C3G를 못 만났다면 어떻게 되었을지를 생각해보면 정말 끔찍합니다. 내 몸속에 그 많은 독소와 노폐물이 배출되지 않은 상태를 상상조차 할 수 없습니다. 앞으로도 온가족이 잘 챙겨먹고 건강을 지켜야겠습니다.

● ● ●

대장용종, 치질, 다한증, 심방세동

강진안, 서울시, 74세

항문에 1센티미터 정도 되는 종기가 생겨 걱정 끝에 화곡동 소재 항문외과에서 진찰한 결과 치질진단을 받았습니다. 그 때 대장내시경을 한 결과 용종이 발견되어 수술을 권유받았으나, 친구의 소개로 알게된 아로니아 C3G와 노유파 지방산을 섭취하고 있던 중이어서 수술을 하지 않았습니다.
그 이유는 수술은 용종 제거로 끝나지만 아로니아 C3G와 노유파 지방산은 근본적으로 전신세포를 재생할 수 있다는 생각이 들어 복용 쪽으로 생각을 굳힌 거였습니다.
저는 지병으로 심방세동, 다한증, 녹내장 등을 가지고 있었는데 아로니아 C3G와 노유파 지방산을 섭취하면서 대장용종과 치질은 완치되었고, 다한증과 심방세동은 완화되었으며, 눈은 시야가 넓어지고 있어서 전체적으로 몸 전체 세포가 재생되는 것 같은 느낌이 들어 즐겁습니다

● ● ●

양성종양
이미순, 50대, 여

약 10년 전 혈전이 뭉친 것처럼 점과 비슷한 것이 뒤쪽 허벅지와 엉덩이 가운데 시커멓게 생겼습니다. 병원에 가지 않고 없애 보려고 점처럼 생긴 부분에 나쁜 피를 빼내는 부항을 시도했습니다. 이후 잠깐 좋아지는가 싶더니 다시 생기더군요. 이번에는 이명래 고약을 붙여보았습니다. 바늘로 구멍을 내어 붙이고 나니, 점처럼 생긴 부분에 물집이 잡힌 듯 부풀어 올랐다가 터지기를 반복한 후 다 나은 것처럼 보였습니다. 그런데 다시 부풀어 올랐던 부분이 터지지 않고 딱딱하게 자

리를 잡게 되었습니다. 일상생활에 지장이 있는 상태로 몇 년을 지냈습니다. 골프공보다 크게 자리잡은 혹 때문에 치마만 입어야 했고, 매번 앉을 때마다 불편함과 아픔이 동반되는 상태였습니다.

그러던 때 아로니아C3G 정보를 듣게 되어 장봉근 원장님을 만났고, 몸 내부에 생긴 종양이 치유되었다면 외부의 종양도 치유될 수 있다는 생각을 하게 되었습니다.

아로니아C3G를 먹은 지 5일 뒤부터, 먹기도 하고 매일 화장솜에 듬뿍 묻혀 혹 부위에 감싸듯 밴드로 24시간 고정시켜 놓았습니다. 열흘쯤 뒤부터 혹에서 출혈이 시작되고 이틀 뒤부터 조그만 혈전 덩어리가 나오기 시작하기를 며칠을 반복했습니다. 혹 부위는 출혈과 혈전으로 인해 살속까지 깎여나갔고, 이내 살속 깊이 자리잡았던 몸 내부의 종양이라고 할 수 있는 것이 몸 밖으로 빠져나왔습니다.

그 뒤 약간의 출혈이 있었지만 이내 멈추었고, 깊게 파인 상처는 열흘 정도 지난 지금 거의 아물었습니다. 지난 10여년간의 고통스러웠던 생활에서 벗어나 매우 편한 일상을 보낼 수 있게 된 거죠. 우연한 기회에 찾아온 아로니아 C3G와의 만남 덕분에 거짓말 같은 체험을 하게 되었습니다.

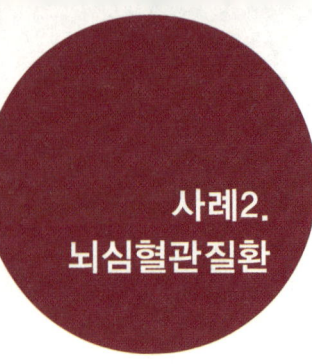

사례2. 뇌심혈관질환

파킨슨병

이영희, 부산 동래, 62세, 여

2009년 2월 연산동 신경과 병원에서 파킨슨 진단을 받았습니다. 어떤 충격을 받았느냐고 의사 선생님께서 물으셨어요. "어느날 아침에 전화 한 통화를 받고 큰 충격을 받았지요"라고 말하자 "갑자기 큰 스트레스를 받으면 이런 질병이 옵니다. 편안하게 마음을 가지십시오"라고 의사선생님이 말씀하셨습니다.

그 때부터 할 수 있는 것은 다 해보았습니다. 2011년 12월18일에 백석구 사장님을 만났습니다. "사장님이 당뇨로 고생하고 있는 걸 아는데, 근데 웬일입니까? 사장님 얼굴이 너무 좋아졌어요. 뭘 잡수셨습니까?" 하니 〈아로니아와 자연치유〉란 책자를 보여 주셨습니다. 안토시아닌이 아사히베리보다 300배 많다는 수치를 보고 깜짝 놀랐습니다. 좋아질 수있다는 희망이 들었습니다.

1월 12일에 서울 양재에서 '아로니아와 자연치유 세미나'를 들어보니 더욱 더 확신이 들었습니다. 1월 26일 동래에서 백사장님을 다시 만났을 때 너무나 좋아진 백사장님을 보고 그 때부터 아로니아 C3G와 노유파 지방산을 먹기 시작했습니다. 처음에 양을 적게 먹으니 별다른 변화가 없어서 일요일부터 양을 많이 늘렸더니 다음날 새벽에 난리가 났습니다. 화장실에 급히 가보니 앉을 틈도 없이 폭탄 같이 쑥 쏟아졌습니다. 장에 쌓인 노폐물이 배출되기 시작한 것입니다.

그때부터 파킨슨 증세가 더 심해졌습니다. 매일매일 더 떨리고 어깨부터 발끝까지 신경이 당겨 오른쪽 한쪽이 누워도 고통, 앉아도 고통투성이었습니다. 한 자리에 잠깐도 있을 수가 없었습니다. 그 때 기적이 일어났습니다. 매일 진행되던 것이 진행이 안되고 조금씩 좋아지는 것입니다.

이제는 다리도 덜 당기고 팔도 덜 당기고, 글씨를 쓰려고 하면 잘 쓸 수도 없었는데 지금은 글씨도 잘 씁니다. 너무 감사합니다. 원장님, 참 감사합니다

뇌신경손상, 안면대상포진

박순분, 인천시 계양구 효성동, 여, 60세

15년을 녹십초 알로에에서 일하면서 몸에 좋은 것을 많이 먹었습니다. 해외도 안간 곳 없이 많은 곳을 돌아다니며 몸에 좋다는 것들을 먹어왔습니다.

하지만 15년 동안 좋은 것만 먹었는데도 4년 전에 얼굴 전체에 대상포진증상이 왔습니다. 바이러스균이 들어오면서 인중이 오른쪽으로 돌아갔었습니다. 한쪽 눈도 거의 반이 감겼습니다. 일하던 곳에서도 더 이상 일을 못하게 되었습니다.

4년 동안 일도 못하고 쉬면서 매일 약을 지어다먹은 것들의 금액이 8천만 원이나 들 정도였습니다. 하지만 왼쪽으로 풍이 오기 시작했습니다. 그 후로 고민이 많았습니다. 어떻게 해야 살 수 있을지….

그러던 중 7개월 전에 아로니아 C3G를 접하게 되었습니다. 밑져봐야 본전이라는 생각을 하고 먹기 시작했습니다. 먹기 시작하면서 면역력이 높아지면서 건강해졌습니다. 지금 6병째 먹고 있는데 왼쪽 전체에 왔던 풍이 사라지고, 인중으로 붙었던 입도 서서히 정상으로 되돌아오기 시작했습니다. 정말 신기할 정도입니다. 이것을 본 가족들도 아로니아 C3G를 먹고 있습니다. 이렇게 아로니아 C3G로 인해 저희 가족은 잔병 없이 건강해졌습니다.

치매

김갑순, 서울시 양천구, 62세, 주부, 여

2년 전 시어머니께서 병원 검사 결과 알츠하이머성 치매를 판정받았습니다. 병원약과 건강보조식품인 동물성 오메가3를 복용하고 있었지만 치매증상은 더욱 심해져만 갔습니다.

당시 친분이 있던 대학병원 의사분의 소개로 아로니아 C3G와 노유파 지방산을 알게 되었습니다. 남편과 상의해 아로니아 C3G와 노유파 지방산을 복용하기로 결정했으며, 복용한 지 1개월 후 시어머니의 기억력과 지각력 등의 치매증상이 상당히 개선되었습니다.

복용한 지 3개월 후 병원약을 중지하기로 하고 아로니아 C3G 자연요법만 사용한 결과, 기억력, 행동능력, 언어능력, 지각능력, 계산능력 저하 등의 치매증상이 대부분 사라졌으며 소개해준 담당의사도 아로니아 C3G와 노유파 지방산의 효과에 놀라워하고 있습니다.

지금은 시어머니와 제가 아로니아 C3G요법의 홍보대사가 되어 치매증이 있는 분들에게 소개를 하고 있습니다.

뇌경색, 고혈압, 전립선, 발져림
장준수, 광주 서상무동, 77세, 남

3년전 뇌경색이 발병하여 지난 3년간 병원치료를 받던 중 지인으로부터 아로니아 C3G를 소개받아 5개월째 복용중인 사람입니다.

2011년 10월경 처음으로 아로니아 C3G를 100g 정도 섭취한 후 병원에서 검사한 결과 의사로부터 혈액이 진해졌다고 하면서 아로니아 C3G를 당장 중단하라는 권고를 받았으나 소개한 지인에게 물어보니 자연식물이며 부작용이 없는 물질이고 혈액이 맑아지는 호전반응이니까 걱정하지 말고 계속 섭취하라는 말을 듣고 병원검진을 2개월 동안 가지 않기로 결심하고 두 달 동안 열심히 아로니아 C3G를 먹었습니다.

소변이 시원하게 나오기 시작하면서 아로니아 C3G에 대한 신뢰가 생겨서 더 열심히 챙겨 먹게 되었습니다. 두 달 후 병원에서 검사결과 혈액이 깨끗해졌다는 통보와 함께 뇌경색으로 인해 어눌했던 언어도 예전수준으로 회복됨을 경험하고 혈압도 170/125에서 130/95 수준으로 노인으로서는 믿기지 않을 정도로 좋게 유지하고 있으며 저녁이나 수면중에 발져림 현상도 거의 완치수준으로 회복되었습니다.

평생 병으로 알고 있었던 뇌경색, 고혈압, 전립선 등이 호전되어 늘 행복하고 아로니아 C3G에 감사하고 있으며 알지 못하는 많은 사람들에게 저의 경험이 잘 전달되어 국민건강에 이바지했으면 하는 바람으로 체험사례를 올립니다. 아로니아 C3G를 개발해주신 JBK자연의학연구소 장봉근 원장님에게 늘 감사드립니다.

● ● ●

뇌부전, 혈관부전
이흥선, 63세, 남

7년 전 화장실에서 야구방망이로 내리침을 당한 것 같이 퍽 하고 쓰러진 후 똑같은 현상이 나타나 쓰러져 병원으로 갔습니다. 태국에서 혼자 살고 있어 뇌수술을 하지 않으면 안된다 하였으나 태국의 열악한 의료환경을 알고 있었기에 수술을 거부하고 있던 차에 한국에 돌아와서 아로니아 C3G를 만났습니다.

이미 15년 전부터 심장에는 스탠트가 3개 박혀 있었고, 오른쪽 다리혈관이 막혀 썩어 들어가니 절단을 해야 한다는 청천벽력 같은 진단이 내려져 있었고, 하지정맥은 뱀이 또아리를 틀어놓은 것처럼 심하게 정맥류가 진행되고 있었던 상태였습니다.

일산 암센터에서 MRI 검사 결과 양다리 11번과 12번 등뼈 사이가 부러져 있다는 결과가 나왔고 "어떻게 이런 사람을 걸려서 데리고 올 수가 있었냐"며 당장 입원하여 수술수속을 밟으라는 의사의 진단이 있었지만, 상의해보겠다고 집으로 와서 그때부터 아로니아 C3G와 노유파 지방산을 열심히 섭취했습니다.

새까만 변이 매일 나왔고 체중은 두 달에 10kg이 빠지면서 혈압이 정상으로 돌아왔고, 하지정맥은 반 이상이 없어졌고 오른쪽 혈관이 막혀 새까맣던 것이 무릎 밑에까지 내려가면서 혈관색도 점점 옅어져 빨간색으로 변해갔습니다.

9개월이 지난 지금은 아주 정상적인 상태로 좋아졌습니다. 아직 다리는 조금 끌고 있지만 주위 분들 말씀이 "새 신랑이 되었다"라고 합니다.

아로니아 C3G와 노유파 지방산을 개발해주신 JBK자연의학연구소 장봉근 원장님에게 진심으로 감사를 드립니다. 그리고 다시 사는 내 삶에 하느님께 감사드립니다.

● ● ●

고혈압, 뇌경색, 요로결석
최완식, 전북 익산시 창인동, 남, 54세

저는 사람들을 치료하는 일을 합니다. 5년 전 중풍이 왔었습니다. 그리고 혈압약을 3년째 복용하고 있습니다. 어느 날은 허리가 너무 아팠습니다. 소변을 보러 화장실에 갔는데 안 나오는 것이었습니다. 알고 봤더니 요로결석이었던 것입니다. 그리고는 어떤 환자분이 저에게 치료를 받고 몸상태가 좋아지셨다며 답례로 아로니아 C3G를 주셨습니다.

그 아로니아 C3G를 10mm씩 20일을 거르지 않고 먹었습니다. 아로니아 C3G를 먹고 요로결석도 없어지고 혈액순환도 잘되며 혈압도 조절이 되었고 하루하루 몸이 좋아지는 것을 느꼈습니다.

그 후로는 저에게 치료를 받으러 오시는 분들에게 아로니아 C3G를 권합니다. 어떤 환자분은 피를 뽑을 때마다 피가 안 나왔었는데 아로니아 C3G를 먹고나서 며칠 후에 다시 피를 뽑는데 전과는 다르게 한 컵씩 나왔습니다. 아로니아 C3G를 접하면서 점점 좋아지시는 분들을 보며 보람도 느끼고 있습니다.

이번에도 허리를 치료하러 스님을 찾아뵈러 가는데 그분에게도 주저없이 아로니아 C3G를 권할 것입니다.

● ● ●

고혈압, 동맥경화, 뇌경색, 당뇨병
이숙재, 서울시, 60대

35년 동안 고혈압약을 꾸준히 복용하던 중 합병증으로 2년 전에 뇌경색 판정을 받았습니다. 뇌경색이 15군데나 생겨 수술도 할 수 없는 상황이었고, 6개월에 한 번씩 정기적으로 검진을 받아야 했습니다.

혈압이 오르면 매일 쓰러지기를 몇 번이나 반복하고, 하루도 고혈압약이 없이는 생활 할 수 없었고, 혈압이 오르면 혼자서 부항으로 일시적으로 혈액순환이 될 수 있도록 처치해야 했습니다. 민간요법으로 고혈압과 뇌경색에 좋다는 약초는 모두 구해 먹으며 혈압약에 의지하는 나날을 보내고 있었습니다.

그러던 2010년 4월 11일, 손녀로부터 아로니아 C3G를 선물받았습니다. 심혈관질환에 좋다고 해서 그날부터 복용하던 모든 약을 중단하고 하루에 30ml씩 섭취하기 시작하였습니다. 복용한 지 이틀 후에 호전반응으로 심한 감기몸살을 앓았습니다. 자연요법에 대해서 알고 있었던지라 이런 반응이 호전반응이라는 걸 알고, 그럴수록 약을 복용하지 않고 오히려 아로니아 C3G를 더 섭취하였습니다.

현재 약 4개월 정도 꾸준히 아로니아C3G를 복용하고 있고, 고혈압약을 전혀 먹지 않은 채 건강하고 즐거운 생활을 하고 있습니다.

고혈압, 심근경색

세라핀스키, 폴란드 그단스크, 회사원, 64세, 남

저는 10년 전부터 혈압강하제와 아스피린, 혈당강하제, 스타틴을 복용하고 있었습니다. 최근에 두통과 현기증, 손발저림 등이 빈번해지고 심장발작으로 인한 흉통이 심해져서 검사를 한 결과 혈관염증수치인 OX-LDL과 CRP수치가 매우 높아 담당의사로부터 고혈압과 동맥경화증이 원인이 되어 발병된 심근경색증이라는 진단을 받았습니다.

병원약을 더 증량할 수도 없다면서 담당의사는 아로니아 C3G와 노유파 지방산을 병용할 것을 제안했습니다. 그래서 아로니아 C3G와 노유파 지방산을 병원약과 같이 복용하기 시작했습니다.

아로니아 C3G와 노유파 지방산을 복용한 지 6주만에 수축기 혈압이 141에서 125로 현저하게 떨어졌으며, OX-LDL과 CRP수치가 거의 정상인에 가깝게 저하되었습니다.

복용한 뒤로 심장발작을 한 번도 일으키지 않았으며, 두통과 현기증이 사라지고 손발저림도 깨끗하게 없어졌습니다. 이제는 아침에 일어나는 것이 가뿐해졌으며 걸음도 경쾌해지고 식욕도 좋아졌습니다.

동맥경화, 수족저림, 두통

김영숙, 서울시 서초구 방배동, 59세, 주부

2년 전 가을, 위와 대장내시경을 통해 5개의 용종을 제거하고 다음 해 또 다시 대장의 용종을 추가로 제거했습니다. 가슴에서도 혹이 발견돼 맘모톰이라는 수술로 혹을 제거했고요. 그 뒤로 몸 상태가 너무 안 좋아졌습니다. 가끔은 머릿속 회로가 엉키는 느낌, 구름이 끼어있는 느낌, 멍한 느낌 등이 여러 번 스쳐갔습니다.

MRI검사를 받아야겠다는 생각을 했지만 겁이 나서 선뜻 결정할 수 없었습니다. 혹시나 하는 마음에 한달 여간 한약을 복용했지만 큰 효과를 보지 못하고 손이 저린 증상까지 나타나게 되었습니다. 그러던 차에 아로니아 C3G와 노유파 지방산을 소개받게 되었습니다.

반신반의하는 마음으로 복용을 시작한 결과, 일주일만에 손저림 증상이 사라지고 20일 후 심한 두통이 나타났습니다. 확인해 보니 치유반응이라더군요. 3~4일 정도 지나니 머리가 맑아지면서 날아갈 듯한 기분이었습니다. 수년 전 교통사고 후유증이 사라진 것입니다.

그런데 중요한 것은 나의 이러한 증상들이 동맥경화가 진행 중이었기 때문이라는 것을 알게 된 거예요. 얼마나 놀랐던지. 치료시기를 놓쳤더라면 어땠을까, 생각만 해도 아찔합니다.

고혈압

○○○, 전주시, 50대, 남

50대 남자분이 저희 병원에 오셨을 때 혈압이 무려 212나 나오고, 그래서인지 두통이 매우 심하고 얼굴이 벌겋게 상기된 상태였습니다.

아로니아 C3G와 노유파 지방산을 같이 드시고 일주일 후에 혈압을 다시 재보니 180까지 내려갔고, 다시 일주일 후에 체크하니 150, 140으로 떨어져 지금은 두통도 사라지고 몸상태가 최고라고 좋아하십니다.

그 분은 200이 넘는 고혈압 환자였지만 지금까지 혈압약을 먹지 않은 상태에서 자연치유가 훨씬 잘 되었다는 생각이 듭니다.

● ● ●

고혈압, 골다공증

강민이, 서울시 강남구 학동, 주부

저는 운동을 너무 좋아하는 남자 같은 여자입니다. 운동 중에서도 특히 흰눈을 가르며 질주하는 스키를 대학 때부터 광적으로 좋아했습니다. 겨울이면 스키장에서 휴일을 전부 보낼 정도였지요.

어느 날 스키를 타다 넘어지면서 가볍게 손을 짚었는데 손등뼈에 금이 가는 불상사가 발생했습니다. 그때 병원에서 종합검진을 한 결과 고혈압과 골다공증이 발견되었고, 그때부터 칼슘약과 혈압약을 복용했습니다.

그 후 우연히 지인의 소개로 아로니아 C3G와 노유파 지방산을 알게 되어 5개월 정도 아침저녁으로 열심히 섭취한 결과, 현재는 골다공증도 정상수치가 나왔고 혈압약을 먹지 않아도 120/70의 정상 혈압을 유지하게 되었습니다.

이제 우리 가족은 밥은 굶어도 아로니아 C3G와 노유파 지방산은 꼭 챙겨먹는 마니아가 되었답니다.

● ● ●

협심증
강완준, 경기도 안산시, 74세, 남, 강완준

지난 해 7월 초순이었습니다. 제 안사람이 갑자기 가슴을 쓸어안으며 통증을 호소했습니다. 눈치를 보니 상당히 오래 전부터 가슴통증으로 고생을 해온 모양이었습니다. 결국 저희 집안에도 병원신세를 져야 하는 식구가 있는 시점이 온 모양이라는 생각이 드니 슬그머니 겁이 났습니다.

안사람 모르게 주위 사람들에게 집사람의 증상을 말하고 치료비를 추산, 종합하여 보니 대략 오천만 원 이상의 자금을 준비해야 할 것으로 의견이 모아졌습니다. 어느덧 7월 하순쯤 되었는데 아내의 가슴통증이 종전에 비해서 훨씬 심해져 병원에 가야 할 상황이 되었습니다.

그때 우연인지 천운인지 장봉근 원장님을 소개받게 되었고 폴란드산 아로니아 C3G와 노유파 지방산이 심혈관질환과 동맥경화에 탁월한 효능이 있으며, 그 외에도 당뇨와 심지어 암을 치료하는 용도로 연구결과가 나와 특허를 출원한 상태라는 이야기를 들었습니다.

세상에 이토록 여러 종류의 병에 전방위적인 효력을 갖는 약도 있단 말인가? 제가 아는 상식으로는 도무지 이해가 되지 않았지만 다급한 맘에 아로니아 C3G와 노유파 지방산을 구입하여 안사람에게 복용하도록 하였습니다.

섭취한 지 2~3일 후부터 가슴이 편해졌다는 말을 들을 수 있었습니다. 그래서 섭취량을 두 배로 늘려서 일주일간 먹은 결과 상당한 효과를 볼 수 있었는데, 진통횟수가 줄고 통증시간이 짧아졌습니다. 그로부터 1개월 후에는 통증이 완전히 없어졌습니다. 완전 감동이었습니다.

안사람만 좋아진 것이 아니고 저 역시 아로니아 C3G의 마니아가 되어 열심히 섭취한 결과, 만 3개월 만에 근 10년 동안 복용했던 고혈압약을 중단할 만큼 개선되었습니다.

혈관부전, 혈관폐색, 하지마비, 허리디스크
김영란, 인천, 여

저는 2011년 10월 초에 갑자기 왼쪽다리가 마비되었습니다. 다리를 절게 되면서 병원과 한의원에서 치료를 받았지만 전혀 차도가 없었고 점점 통증이 더 심해졌습니다. 통증이 심해져서 걸을 수도 없었고, 20일이 지나도 좋아지기는커녕 통증이 더욱 심해져서 발을 디딜 수가 없었습니다.

2011년 11월2일 다시 큰 병원인 현대유비스병원으로 가서 입원한 후 검사한 결과 허리디스크가 있고 왼쪽 다리의 혈관이 막혀 있으며 무릎연골이 파열되고 발목뼈는 틀어지고 물이 고여있는 것으로 나왔습니다. 그래서 12월 22일 수술을 하기로 예약되어 있던 중 지인으로부터 아로니아 C3G를 소개받았지만 처음에는 믿지 않았습니다.

병원에서 한 달을 치료받아도 다리를 딛지 못했는데 아로니아 C3G로 좋아지겠느냐며 저는 남편에게 수술을 할 거라고 했습니다. 남편이 "밑져야 본전이니 한번 먹어보자. 수술은 한달 후에 하면 되지 않느냐?"라고 말해서 수술전에 한번 먹어보기로 마음먹고 먹기 시작했습니다.

그런데 이게 웬일입니까? 먹는 와중에 제 몸에서 이상한 반응이 보이기 시작했습니다. 제 몸의 혈관이 파랗게 두꺼워지면서 나타나더니 온몸이 너무 아파서 견딜 수가 없었지만 호전반응이라고 생각하고 참고 견디었습니다.

입원하기로 한 당일 병원에 전화를 해서 수술을 미루고 아로니아 C3G와 노유파 지방산을 열심히 먹었습니다. 일주일 후 다리를 조금씩 디딜 수 있게 되었고, 2주일 후에는 한쪽 목발을, 3주 후에는 남은 한쪽 목발마저 놓았습니다. 저는 너무 신기하고 믿어지지가 않아 또 이러다가 다시 심해지는 게 아닐까 하고 걱정이 되었습니다.

그런데 지금은 제 다리가 너무 좋아지고 눈도 많이 좋아졌습니다. 또한 두통이 심해 진통제 없이는 못 견디던 제가 지금은 진통제를 끊게 되었습니다. 제가 좋아진 모습을 보고 아로니아 C3G를 같이 드시는 분들도 몸이 좋아져 너무 만족하고 계십니다. 아로니아 C3G와 노유파 지방산을 개발해주시고 자연치유를 알려주신 장봉근 원장님에게 다시 한번 감사드립니다.

● ● ●

고혈압, 관절염, 하지정맥류
이순하, 충남 천안시 동남구, 60대, 여

저는 아로니아 C3G를 9월부터 먹었습니다. 보이는 것에 비해 몸이 많이 허약하고 아픈 곳이 많았습니다. 관절이 나빠서 외출하고 집에 돌아오면 무릎이 부어서 잘 걷지도 못하고 앉지도 못하는 고통에 시달렸습니다.

아로니아 C3G를 먹고나서는 언제 그랬냐는 듯이 아팠던 무릎 통증이 없어졌습니다. 아로니아를 먹고 면역반응이 빠르게 나타났습니다. 저희 남편은 해병대 출신으로 베트남을 다녀와서 고엽제 후유증으로 많이 힘들어 하고 있었습니다. 그런 남편에게 아로니아를 권했더니 처음에는 화를 냈습니다. 그래도 좋은거니 먹어보라고 했고, 먹기 시작하면서 더 증상이 심해지는 듯했습니다. 잠을 못자고 가려움도 심해지더니 어느 순간 가려움증이 없어졌다고 했습니다.

그러면서 저와 남편은 아로니아 C3G를 더 열심히 챙겨 먹었습니다. 둘다 혈압이 높아서 혈압약을 매일 먹었는데 지금은 혈압약을 끊은 지 3개월이 지났습니다.

그리고 저는 하지정맥도 있었는데 어느샌가 없어졌습니다. 좋은 거라며 챙겨먹던 아로니아 C3G가 정말 몸을 건강하게 만들어 주었습니다. 저희 가족은 이제 아로니아가 없으면 못살 정도로 팬이 되었습니다.

● ● ●

고혈압, 시력약화, 혈관염, 축농증
홍영표, 경기 용인시 처인구 양지면, 여, 60세
아로니아 C3G를 복용한 지는 3개월 정도 됐습니다. 저는 유전적으로 혈압이 있어 혈압약을 10년째 먹어왔습니다. 하지만 지난 달에 끊었습니다. 아로니아 C3G를 먹고 혈압수치가 정상으로 돌아왔기 때문입니다. 노화로 인해 시력도 나빴는데 아로니아를 먹고 좋아졌습니다. 작은 글씨는 잘 보이지 않았는데 이제는 바늘구멍에 실을 꿸 정도로 시력이 좋아졌습니다.

제 지인 중 한분은 혈액에 염증이 생기는 희귀병을 앓고 있습니다. 그래서 조그마한 상처가 나도 상처가 커지고 심해지면서 잘 낫지 않습니다. 이런 희귀병을 30년 동안 안고 살아온 사람입니다. 그분에게 지난달에 아로니아 C3G를 드렸습니다. 한 달 정도 드시더니 몇 년이 지나도 낫지 않던 상처에서 새살이 올라오기 시작했습니다.

그리고 코에 축농증이 있어서 아로니아 C3G를 코에 넣었더니 염증냄새가 없어지고 축농증이 완화되었다고 합니다. 인터넷사이트에 희귀병 환자들의 모임이 있다고 하는데 아로니아 C3G를 먹고 병이 완화되면 모임에 있는 분들에게도 전해드리고 싶다고 하십니다.

고혈압, 심근경색, 뇌경색

박희영, 서울시 강남구 논현동, 55세, 여, 자영업

고혈압, 심근경색으로 병원에서 혈압약, 혈전용해제 등을 6년간 복용하고 있었습니다. 최근에 왼쪽팔이 저리면서 어지럽고 글씨가 제대로 써지지 않아서 검사한 결과 뇌경색 진단을 받았습니다. 또한 하루에 한 번 정도 심장이 찢어질 것 같은 통증을 경험하곤 했습니다.

친구의 소개로 알게된 아로니아 C3G를 복용한 지 2주만에 어지러움과 손저림 증상이 사라졌으며, 복용 6주만에 혈압이 정상으로 돌아왔습니다. 뿐만 아니라 아로니아 C3G를 복용한 후로 단 한번도 심장 통증을 경험하지 않고 있습니다.

계속해서 아로니아 C3G을 복용할 예정입니다. 먹기 전에는 반신반의 했지만 이제는 아로니아 C3G의 효과를 100퍼센트 확신하고 있습니다.

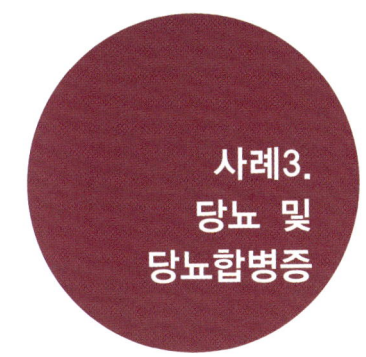

사례3. 당뇨 및 당뇨합병증

당뇨, 갈증, 피로감

국미선, 서울시 도봉구, 영업, 53세

6개월 전부터 몸이 피로하고 소변량이 많아지면서 갈증이 심해져 단골 약국에서 혈당을 검사해 보니 식후 혈당이 370 이상이 나왔습니다. 약사님이 당장 병원에 가보라고 권유했으나 원래 양약을 좋아하지 않는 저는 운동요법과 식이요법을 해본 후에 결정하기로 마음먹었습니다.

식이요법과 운동요법을 하면서 아는 약사님이 권해준 아로니아 C3G와 노유파 지방산을 섭취한 지 7일만에 피로감이 현저하게 개선되고, 소변량과 갈증이 상당 부분 사라졌습니다. 약국에서 혈당체크기를 구입한 후 재보니 식후 혈당이 370에서 200으로 떨어졌습니다.

20일째에 혈당을 재보니 식후 130으로 떨어졌으며 심하던 증상이 거의 사라진 것을 느낄 수 있었습니다. 지금은 아로니아

C3G 자연요법을 실시한 지 두 달 정도 되며 혈당수치는 거의 정상인에 가깝게 떨어졌고 몸상태는 아주 좋습니다.

며칠 전 뉴스에서 들었는데 아로니아 C3G와 노유파 지방산이 당뇨병뿐만 아니라 모든 성인병을 예방한다고 해서 더욱더 신뢰가 갑니다.

● ● ●

당뇨, 녹내장, 백내장, 망막증, 고혈압
권오직, 경기 수원시, 50대, 남

저는 수원에 사는 50대 초반의 남성입니다. 20여 년 전에 당뇨병 확진을 받고 병원치료를 받아왔습니다. 당시에는 몸무게가 76킬로그램 정도였는데 시간이 지나면서 10킬로그램 이상 줄어 들었고, 약 5년 전에는 여러 가지 사정으로 10개월간 혼자 지내게 되면서 업무 과중과 심한 스트레스 때문에 체중이 47킬로그램까지 줄게 되었습니다. 그리고 만성 고혈압과 당뇨 합병증으로 손발이 저리고 다리에 쥐가 나며 시력이 저하되어 병원을 더 자주 찾게 되었습니다.

병원을 자주 찾다 보니 많은 약을 복용하게 되었고, 그러다 보니 구토, 변비, 어지러움증 등 고통 속에서 지내왔습니다. 특히 시력은 날이 갈수록 떨어져서 의사의 권유대로 여러 치료를 받다가 2010년 3월에는 수술까지 받게 되었습니다. 안구건조증, 백내장, 당뇨성녹내장, 망막박리증의 병명을 갖고 있던 저는 시력 회복보다는 실명을 최대한 늦추기 위한 수술을 받게 된 거죠.

그러나 수술 한 달 후 퇴원할 때에는 이미 왼쪽 눈은 보이지 않았고 오른쪽 눈만 겨우 1미터 이내의 사물을 구분할 수 있을 정도였습니다. 내 문제가 아닐 것 같던 장애가 어느덧 나의 현실이 되었습니다. 도저히 인정할 수가 없더군요. 앞을 보지 못한다는 절망감은 저를 더욱 실의에 빠지게 했고, 사업마저 더 이상 운영할 수 없어 집에서 하루하루를 견뎌내는 일상이었습니다.

그때 아내가 권해 아침 저녁으로 눈에 좋은 것이라면서 먹기 시작한 것이 아로니아 C3G였습니다. 처음에는 무엇인지도 모르고 먹었는데 한달 쯤 지나니 눈물이 나오고 가래가 나오기 시작했습니다.

먹기 시작한 지 두달 쯤 되었을 때 제가 먹는 것이 아로니아 C3G라는 것을 알게 되었고, 그 후에는 제가 직접 챙겨서 먹었습니다. 마시는 양도 약간씩 늘리기 시작했습니다. 하지만 코피가 나오고 머리, 얼굴 등에 뾰루지가 나고 호전반응이 심하게 나타났습니다.

그렇게 아로니아 C3G를 마신 지 3개월쯤 지났을 때, 어느날 아침 눈을 떠 습관적으로 창문을 보니 뿌옇던 창틀이 선명하게 보이더군요. 너무 놀라 벌떡 일어나 창가로 가서 밖을 보니 건너편 아파트의 윤곽이 보이고 벽에 쓰인 동 표시 숫자가 눈에 들어왔습니다. 그 기쁨은 말로 표현할 수가 없었습니다. 가슴 벅찬 감격이었습니다.

이후로 더욱 더 아로니아 C3G를 찾아서 먹게 되었고 시력이 조금씩 계속 좋아짐을 느낄 수 있었습니다. 지금은 많이 좋아진 상태여서 당뇨, 고혈압약을 복용하지 않으면서 눈에는 안약만을 넣고 있습니다.

최근에는 혼자 엘리베이터를 타야 하는 경우가 있었는데, 엘리베이터의 숫자판이 보여 너무 기뻤습니다. 누구나 쉽게 할 수 있는 것이라 생각되지만 저에게는 너무나 큰 기쁨이었습니다. 요즘은 제가 직접 체험한 아로니아 C3G를 다른 분들께도 알려야겠다는 사명감을 느낍니다. 저는 이제 아로니아 C3G 마니아가 되었습니다.

● ● ●

당뇨, 간기능 저하
최길구, 인천시, 60세

잦은 음주와 흡연, 그리고 집안의 유전적인 요소가 결부되어 20년 이상 당뇨와 합병증을 앓았습니다. 혈당수치는 360~420 사이였으며 병원에서는 입원치료를 권했습니다.

그 즈음 아로니아C3G를 접하게 되었고 반신반의하면서 제품을 구매해 복용하게 되었습니다. 복용 일주일 정도가 지나자 간기능 저하 때문에 늘상 느꼈던 피곤함이 차차 사라지더니, 꾸준히 복용한 지금은 혈당 수치가 94~200 정도를 유지하게 되었습니다.

요즘은 아로니아 C3G가 내몸의 자연치유를 가져올 것이라는 확신을 가지고 열심히 복용하고 있습니다.

● ● ●

당뇨, 피로감, 눈 침침

김영순, 서울시 송파구, 자영업, 53세, 여

5년 전 당뇨 진단을 받고 계속해서 병원에서 경구용 혈당강하제를 처방받아 복용하고 있었습니다. 처방약을 빼놓지 않고 복용했는데도 피로감이 심해지면서 눈이 침침하고 체중이 5킬로그램 가량 감소해 병원에서 혈당체크를 한 결과 공복혈당이 220이 나왔습니다.

담당의사 소견으로는 당뇨약에 내약성이 생기면 약이 잘 듣지 않을 수 있다면서 다른 약을 추가로 처방해주었지만 증상은 그다지 개선되지 않았습니다. 병원에서는 인슐린 주사가 남은 유일한 방법이라고 설명을 해줬지만 인슐린주사를 한 번 맞으면 계속 맞아야 된다고 해서 일단 먹는 약과 운동요법을 해보기로 했습니다.

평소 잘 아는 친구에게 인슐린주사를 맞아야 할 것 같다고 했더니 그 친구가 아로니아 C3G와 노유파 지방산을 소개해 주면서 아로니아 C3G에 들어있는 C3G라는 색소성분이 당뇨에 특효라면서 적극 권장했습니다. 평소에 믿을 만한 친구였기에 아로니아 C3G와 노유파 지방산을 바로 구입해서 복용하기 시작했습니다.

너무 신기하게도 복용한 지 하루만에 피로감과 눈의 침침함이 사라지기 시작했습니다. 복용한 지 15일째에 체중은 2킬로그램 늘었으며 공복혈당은 140으로 떨어졌습니다. 물론 피로감과 침침함은 거의 사라졌습니다. 거짓말처럼 복용한 지 한 달도 못 되어 체중은 원래대로 회복되었으며 공복혈당은 110으로 정상이 되었습니다.

아로니아 C3G와 노유파 지방산을 복용한 것 외에 특별히 다르게 행한 것이 없기 때문에, 이렇게 몸이 좋아진 것은 100퍼센트 아로니아 C3G와 노유파 지방산 덕분이라고 생각하며 앞으로도 계속해서 복용할 생각입니다.

당뇨, 고혈압

오성란, 서울시 노원구 상계1동, 60대, 여

15년 전 혈압도 별로 없고 당뇨만 약간 있었는데 뇌출혈로 여의도성모병원에서 수술받고 반신이 마비되었습니다. 당시 먹던 약을 15년간 복용하면서 합병증으로 우울증, 관절염, 고혈압, 당뇨 등이 점점 더 심해져만 갔습니다.

그러던 어느날 친구의 소개로 알게 된 아로니아 C3G와 노유파 지방산 두 가지를 약 3개월간 복용하여 혈압과 혈당이 정상으로 돌아왔고, 피부와 혈색도 좋아지면서 우울증도 말끔히 사라졌습니다.

몸과 마음이 건강해지고 15년간 복용하던 약을 중지하게 된 것이 제일 기분 좋은 일입니다. 항상 진심으로 상담해주신 JBK 자연의학연구소 장봉근 원장님께 감사합니다.

● ● ●

당뇨병, 복부비만, 부종

권여진, 전주 용진, 66세, 주부

저는 30년 당뇨 환자였습니다. 매일 인슐린 55단위를 맞는중에 아로니아 C3G를 접하게 되었습니다. 약도 안 먹고 인슐린 주사도 안 맞게 해주겠다는 말에 반신반의 하다가 진실하게 권유하는 지인의 말을 믿고 한번 먹어보기로 하였습니다.

처음 몇 번은 기존 당뇨약을 먹었으나 약은 끊어도 된다는 권유를 받아들였습니다. 그리고 당근주스, 노유파 지방산과 크로마틴을 처음부터 병행하였습니다. 이후로 인슐린양을 점차적으로 줄여나갔습니다.

특별히 힘든 호전반응은 없었고 두 번 정도 밤새 너무 많은 땀을 흘려서 새 옷으로 갈아입고 다시 잠이 든 경험을 하고는 몰라보게 독기가 빠져 나갔는지 원래의 붓기 없는 제 본연의 모습을 되찾았고 피부도 매끈해졌습니다.

아로니아 C3G 3병을 다 먹었을 때는 인슐린양이 어느새 많이 줄어 있었고 5병째를 먹을 때는 5단위로 줄었습니다. 지금은 상비약으로 가지고 다니면서 가끔 조절하는 정도입니다.

아로니아 C3G 섭취량도 많이 줄어서 이제는 아침저녁으로 10ml씩 먹고 있습니다. 뱃살도 많이 빠져서 옷이 커졌습니다. 전체적으로 몸이 아주 가벼워져서 외출하는 시간이 많아졌고 예뻐졌다는 말을 가는 곳마다 들어서 기분이 상쾌합니다. 권유해주신 분에게 정말 감사드리며 그 분과의 약속대로 환자 20명을 소개해주려 합니다. 이미 세 분을 소개해서 모두 잘 먹고 있습니다. 저도 지속해서 아로니아 C3G를 섭취하여 백혈구가 질병을 예방할 수 있도록 하겠습니다. 아로니아 C3G를 만들어 주신 분들에게 다시 한번 감사를 드립니다.

당뇨, 부종

전주, 50대, 남

병원직원 중에 30년간 당뇨를 앓고 계신 분이 있었습니다. 당화혈수치가 매우 높고 당뇨합병증이 오기 시작하면서 손가락도 구부러지지 않고 살이 급속도로 찌면서 배가 나오고 얼굴이 많이 붓고 푸석한 상태였습니다.

아로니아 C3G와 노유파 지방산, 그리고 지케이산을 같이 드시면서 처음에는 호전반응으로 당수치가 더 높게 나왔으나 세포 내 숨겨진 당까지 빠져나오는 일시적인 반응이라는 말씀을 드리고 계속 드시게 하였는데 20일이 지나고나서야 붓기가 전체적으로 빠지고 손가락도 구부러지는 등 상태가 많이 호전되어 주위의 당뇨가 있는 친구분들에게 많이 소개해 주고 계십니다.

● ● ●

당뇨, 고혈압

김귀옥, 인천시 남동구 구월동, 65세

65세 된 주부입니다. 20여 년 전부터 고혈압과 당뇨로 고생을 하며 약을 먹었습니다. 그러던 10개월 전 아로니아 C3G를 알게 되어 복용하게 되었습니다. 3~4개월 정도 지나면서 높았던 혈압과 당뇨가 정상이 되면서 이제는 약국에서 사서 먹던 약을 끊고 아로니아C3G만을 열심히 먹고 있습니다.

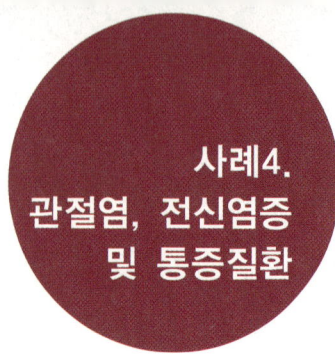

사례4.
관절염, 전신염증 및 통증질환

관절염, 탈모, 시력 약화

강성옥, 서울시 강남구 논현동, 여, 주부, 50대

저는 무릎 통증이 심하고 눈이 침침했습니다. 친구의 권유로 아로니아 C3G와 노유파 지방산을 아침 저녁으로 복용했더니 20일쯤 후부터 통증이 사라졌습니다. 현재 약 4개월째 복용 중인데, 무릎통증은 말끔히 사라졌고 아침 저녁으로 느끼던 피로감도 없어졌습니다. 게다가 심하던 탈모도 개선되었고 시력도 밝아진 것을 느낍니다. 건강은 우리의 삶을 부유하게 한다고 합니다. 천연물질 아로니아 C3G와 노유파 지방산을 권해주신 분께 진심으로 감사합니다.

● ● ●

관절염, 연골파열

양혜선, 경기 수원시 영통구 영통동, 여, 77세

2년 전부터 다리가 아팠습니다. 다리를 절고 다닐 정도였습니다. 어느날 구두를 신고 뛸 일이 있었는데 통증이 너무 심했습니다. 그래서 정형외과를 갔더니 반월성연골파열이라는 진단을 받았습니다.

유명하다는 정형외과는 다 다녀봤는데 인공수술을 해야된다고 하였습니다. 그러다 아로니아 C3G를 접하게 되었습니다. 처음에는 소화도 안 되고 속도 안 좋았는데 점점 익숙해졌습니다. 5일 정도 먹었을 때까지는 더 아파왔습니다. 그리고 그 후로는 시간 맞춰서 먹는 양을 좀더 늘렸습니다. 한 병을 다 먹을 때쯤엔 통증이 사라졌습니다.

제 지인 중에 한 분은 캐나다에서 아로니아 C3G를 받아서 먹고 있습니다. 저는 간도 나쁘고 위도 안 좋아서 병원을 자주 다녔는데 아로니아 C3G를 먹고 나서 식사도 잘하고 위도 좋아졌습니다. 아로니아 C3G 때문에 병원에서 지어주던 독한 약도 이제 먹지 않습니다.

● ● ●

골다공증, 척추손상, 견관절염
김원자, 부산 북구 감만동, 여, 73세

15년 전에 교통사고를 당하고 계단에서도 두 번이나 넘어져서 척추를 다쳤습니다. 그리고 골다공증이 심합니다. 계단에서 넘어지면서 복숭아뼈가 부서졌습니다. 1년 반이나 지났는데도 나아지지 않았습니다. 그래서 매일 지팡이를 짚고 다녔습니다.

그러다 지인의 소개로 아로니아 C3G를 접하게 되었습니다. 한 병을 사서 며칠 전에 어깨 수술을 한 딸과 같이 나누어 먹었습니다. 먹은 지 3일이 지났습니다. 벽을 잡고 일어났는데 자연스레 일어서졌습니다.

처음 이틀까지만 해도 먹으면서 몸이 안 좋아졌습니다. 그러다 하루 지나니 몸으로 느끼게 된 것입니다. 같이 먹던 딸은 소변이 갈색으로 나면서 몸이 좋아진 것 같다며 신기해했습니다. 그리고 매일 거르지 않고 챙겨 먹고 있습니다.

지금은 저와 딸 모두 아픈 곳이 없습니다. 아로니아 C3G의 효과를 제대로 느꼈습니다.

● ● ●

허리디스크, 위염, 소화불량
한명자, 충북 청주시 흥덕구 복대동, 여, 58세

손자가 셋이 있습니다. 아들이 맞벌이를 해서 제가 손자들을 돌보게 되었습니다. 그래서 매일 피로가 쌓이고 몸살이 나기 일쑤였습니다. 그리고 위도 안 좋아서 매일 위가 아프고 소화도 안 되었습니다.

아로니아 C3G를 먹고 나서 그런 잔병들이 싹 없어졌습니다.

아로니아 C3G 덕을 저만 본 것이 아닙니다. 저희 아들은 31살인데 젊은 나이에 허리를 다쳐서 허리디스크 진단을 받았습니다. 앉아있지도 못할 정도에 이르렀습니다. 그런 아들에게 저는 아로니아 C3G를 건넸습니다. 처음엔 아들이 그런 거 먹어서 허리가 낫겠냐며 안 먹는다고 하는 것을 억지로 설득해서 먹게 했습니다.

그리고는 아들에게 기적 같은 변화가 생겼습니다. 아로니아 C3G를 먹고 허리디스크가 완화되었습니다. 허리 때문에 일도 못하고 있던 아들은 요즘 정상적인 생활을 하고 있고, 먹기 싫어하더니 이제는 먹기를 잘했다며 되려 아로니아 C3G를 찾습니다. 요즘 아로니아C3G 때문에 행복한 삶을 살아가고 있습니다.

● ● ●

퇴행성관절염, 폐렴

함순열, 부산시 사상구 덕포동, 여, 55세

왼쪽 무릎에 생긴 퇴행성 관절염으로 고생을 많이 했습니다. 계단을 올라갈 순 있었지만 내려갈 땐 굉장히 심한 고통으로 손잡이를 잡고도 제대로 못 내려갈 정도 였습니다. 집에서는 병원에서 수술을 하라며 꾸짖었지만 저는 건강식품으로 고쳐야겠다는 생각이 있어서 식품이라는 식품은 다 먹었습니다.

하지만 좋아지지 않았습니다. 그러다 아로니아 C3G를 알게되어 먹기 시작했고 관절염은 물로 씻은 듯이 싹 나았습니다. 믿겨지지 않아 정말 다 나은 건지 일시적인 현상인지 알고 싶어 3시간 코스인 지리산을 등반하였습니다. 올라갈 때는 걱정이 없었는데 내려올 때 힘들지 않을까라는 생각을 했었습니다. 하지만 내려올 때도 가뿐하게 내려왔습니다. 아로니아 C3G가 최고의 건강식품이라는 것을 깨닫게 해주었습니다.

한 달전 서울에서 일하는 딸에게 전화가 왔습니다. 감기가 오래 됐는데 나아지지를 않고 기침도 심해져서 병원에 갔는데 폐렴이라는 진단을 받았다고 했습니다. 그런 딸을 집으로 불러들여서 아로니아 C3G를 먹였습니다. 3일동안 병원에서 처방해준 약 대신에 아로니아 C3G를 꼬박꼬박 먹이고 병원을 다시 찾아가 엑스레이를 찍었습니다. 의사가 3일 전에 찍은 엑스레이와 비교 해보더니 많이 좋아졌다며 염증이 굉장히 많이 완화되었다고 했습니다.

그리고는 서울로 다시 올라가는 딸에게 아로니아 C3G를 주었습니다. 며칠 후 전화를 했더니 감기가 다 나았다며 기침도 안하고 몸이 좋아졌다고 합니다. 현대의학보다 아로니아 C3G가 우리 몸에 훨씬 좋다는 것을 다시 한번 느꼈습니다.

관절염

○○○, 전주, 60대, 여

제 고객분 중 60대 여자분이 무릎연골이 닳아서 걷는게 보기에도 불편해보였는데 아로니아 C3G와 노유파 지방산과 바이오 비타민C를 같이 복용하고 나서 일주일 만에 무릎의 통증이 없어져 등산까지 하시게 되었고, 몇 차례 호전반응으로 몸이 전체적으로 좋아지면서 이제는 아로니아 자연치유요법의 열혈팬이 되어 홍보대사역할을 열심히 하고 있습니다.

● ● ●

위염, 빈혈, 관절염

박순자, 전북 전주시, 주부, 62세, 여

10여 년 전부터 류머티스 관절염 때문에 약물을 복용했던 환자입니다. 고단위 소염진통제를 오랫동안 복용함으로써 최근에 심각한 위장장애와 식욕부진, 빈혈증상 등이 나타났습니다. 그래서 아픈 부위에 관절주사만 맞고 있던 상태였습니다. 그러다 제약회사에 다니는 아들의 권유로 약을 중지하고 아로니아 C3G와 노유파 지방산을 섭취하기 시작했습니다. 처음 7일 간은 무릎과 손목의 관절통이 더욱 심해졌으나, 그 후로는 통증이 점점 약해지는 것을 느낄 수 있었습니다. 중간중간 통증이 심해져 진통제를 병용한 적도 있었지만 진통제는 혈관을 차단시키기 때문에 혈액순환이 저하되어 조직이 파괴된다고 해서 진통제 사용을 가급적 절제했습니다.

현재는 병원약을 완전히 중지하고 5개월간 아로니아 C3G와 노유파 지방산을 섭취하고 있으며, 통증은 거의 없고 속도 좋아지고 식욕도 증가되어 어지럼증도 사라져 너무 좋습니다. 아로니아 C3G가 세포와 혈관을 보호하고 복구한다는 신문기사를 읽었습니다. 아마도 제 관절 및 혈관세포가 살아난 것 같아서 너무나 기분이 좋습니다. 속이 쓰린 증상도 거의 사라졌습니다.

● ● ●

고관절염

서옥순, 서울시 영등포구, 58세, 주부

저는 관절로 20년 넘게 고생한 사람입니다. 통증이 너무 심해 관절전문병원에서 검사한 결과 고관절인데 상태가 심각하니 서둘러 수술을 할 것을 권유받았습니다. 병이 더 진행되면 허리, 무릎까지도 악화될 것이라는 이야기도 들었습니다. 당장은 수술을 할 수 없는 상황이라 우선 약을 복용하기로 했습니다. 병원약을 먹던 중 동생의 권유로 아로니아 C3G와 노유파 지방산을 알게 되었습니다. 아로니아 C3G와 노유파 지방산을 먹는 날부터 기존에 복용하던 약을 중지했는데 지금은 관절 상태가 많이 좋아져 수술을 하지 않아도 되겠다는 자신감이 생겼습니다. 하루하루 삶이 너무 즐겁습니다.

● ● ●

허리협착증, 무릎통증, 위염, 어혈
박미연, 서울시 서초구 방배동, 여

저는 어머님들의 사랑을 듬뿍 받는 노래강사였습니다. 노래의 즐거움을 통해 함께 나누며 신나고 행복하게 온 열정을 쏟으며 지냈습니다. 그러나 노래를 하면 행복했지만 건강이 따라주지 않으니 계속 할 수가 없더군요. 허리협착증이 생겨서 늘 물리치료와 침을 맞았지만 잘 낫지 않았고 무리하면 바로 통증이 유발되었습니다. 신경이 예민하고 피곤해지면 심한 무릎통증과 질염, 그리고 여드름 등으로 얼굴상태가 말이 아니었습니다. 여자로서 정말 힘들었습니다.

그러는 중 저를 잘 아는 언니가 노래강사를 그만두고 오래토록 건강을 지키며 마음편하게 살아보자고 건강사업을 권유하여 작년에 건강백세시대라는 간판을 걸고 방배동에서 사업을 시작했습니다. 그러나 건강식품이 그게 그거고 딱히 획기적인 제품을 만나지 못하던 중 정신이 번쩍 들게 하는 아로니아 C3G를 만나게 되었습니다.

처음에는 혹시나 또 그저그런 제품일까봐 외면하려했지만 일단 한번 먹어보고 결정하자라는 맘을 먹고 아로니아 C3G와 노유파 지방산을 먹기 시작했습니다.

일주일만에 놀랍게도 제 몸에 있던 지저분한 어혈자국이 사라지기 시작하더니 만성적으로 아팠던 배가 점점 나아지고 3주 정도 먹으니 심한 무릎통증과 허리통증이 말끔하게 사라졌습니다. 함께 일하는 언니가 제 안색이 훤해졌다고 놀라워하고 최근에 제 주변사람들도 저를 보며 많이 예뻐졌다고 칭찬을 합니다. 저 역시 몸의 기운이 하루가 다르게 생기가 도는 것을 느낍니다.

저의 경험을 통해 아로니아 C3G와 노유파 지방산이 몸이 아픈 많은 분들에게 건강을 선물할 거라 확신합니다. 이제 아로니아 C3G는 저희 가게에서 없어서는 안될 최고의 보물입니다.

● ● ●

관절염, 오십견, 습관성 방광염

이유남, 서울시 관악구, 56세, 여

저는 3년 전쯤 갱년기가 찾아왔습니다. 면역력이 떨어지면서 우울증을 비롯한 관절, 오십견, 허리통증 등 눈만 뜨면 아프다는 소리을 입에 달고 살면서도 이것을 늙어가는 과정으로만 생각했습니다. 특히 습관성 방광염으로 인해 많은 고통을 겪어왔습니다. 단 한번이라도 방광염을 경험해 보신 분들은 얼마나 고통스러운 것을 알고 계실겁니다. 너무나 고통스러워 병원에 가면 바이러스 운운하며 약과 주사로 견뎌야만 했습니다.

그러다가 어느 날 지인으로부터 아로니아 C3G을 먹으면 방광염뿐만 아니라 몸이 전체적으로 좋아진다는 소리에 반신반의하며 아로니아 C3G와 노유파 지방산을 먹기 시작하면서 원인을 알게 되었습니다.

먹기 시작한 지 20일쯤 지나서 생리찌꺼기가 남아 염증으로 있던 것이 나오기 시작했습니다. 정말 놀라운 일이었습니다. 그리고 그 이후부터는 정말 깨끗해졌습니다. 아로니아 C3G와 노유파 지방산을 먹으면서 노이로제에 걸릴 정도로 고질병이었던 방광염을 비롯해 오십견, 관절, 허리통증이 치유되면서 행복한 시간을 살고 있습니다. JBK 자연의학연구소 장봉근 원장님께 감사드립니다.

● ● ●

관절염, 편두통, 이명, 생리불순
박미현, 전주, 50세, 여

저혈압, 고지혈증, 콜레스테롤과수치, 어깨눌림, 등눌림, 어지럼증, 이명현상, 퇴행성관절염, 하지정맥, 눈밑 떨림, 심한 두통, 목뼈와 뒷목, 뒤통수 뻐근함, 생리불순, 다크서클, 발뒤꿈치 통증, 저체온 증상 등이 있어 아침에 일어나는 것이 고통스러웠고 심한 발뒤꿈치의 통증은 걸음걸이를 바꿀 정도였습니다. 오후 4시만 되면 이미 에너지가 소진되어 지쳐버렸습니다.

건강한 것이 단 하나 있다면 늘 꿈이 있었고 긍정적인 가치관을 가진 것이었습니다. 만약에 아로니아 C3G를 만나지 않고 조금 더 시간이 흘렀다면 나 역시 어디선가 암이 생기지 않았을까 싶습니다. 아로니아 C3G와 노유파 지방산을 섭취하는 동안 아로니아 C3G는 1주일에 한 병씩 먹었는데 묵직한 두통, 가려움증, 거품나는 소변, 잦은 방귀, 온몸을 돌아다니며 찾아오는 감전되는 것 같은 찌릿함 등 여러 호전반응을 겪으면서 하나하나 치유가 일어나기 시작했습니다.

한 달쯤 지났을 때 뒤꿈치 통증이 없어지기 시작했고 몸이 가벼워졌으며 심한 편두통이 사라지고 4개월 후엔 이명현상, 어지럼증이 사라졌고 전반적으로 아픈 곳이 줄었습니다. 놀라운 것은 3개월후 불규칙했던 생리주기가 28일로 맞춰지고 생리통도 많이 없어졌습니다. 6개월쯤 후에는 자유자재로 고개를 돌릴 수 있었고 무릎 앞꼭지가 아파 계단을 내려오는 것이 불편했는데 그것도 모두 사라졌습니다. 몸이 따뜻해져서 내복없이 처음으로 겨울을 보내기도 했습니다.

최선을 다해 하루를 지내도 피곤하지 않고 지치지 않으며 어릴 때부터 따라다니던 어지럼증과 이명현상도 말끔히 사라졌습니다. 제거 체험한 아로니아 C3G와 노유파 지방산은 지금까지 경험했던 그 어떤 건강식품과도 비교할 수 없을 정도로 효과가 탁월한 물질이라고 생각합니다.

주변 사람들이 어떤 치유가 그렇게 강하게 일어났느냐고 물을 때 늘 이렇게 대답합니다. "내 몸 속에 있는 피, 그 피가 완전히 바뀌었어요!" 그리고 마음속으로 늘 아로니아 C3G에 감사를 보냅니다. "지독한 한겨울의 추위와 비 한 방울 안내리고 16시간 내리쬐는 자외선의 여름이 만들어낸 적자색의 유일한 안토시아닌 100% C3G! 네가 나를 이렇게 치유시켰구나, 정말 고마워, 얼마나 힘들었겠니?"

10년 전 폴란드에서 아로니아를 가져와 지금까지 헌신적으로 임상연구와 신약개발을 하고 계신 장봉근 원장님께 다시 한 번 진심으로 감사를 전합니다.

● ● ●

관절염, 만성두통, 무좀

조명희, 부산시, 여, 50세

저는 스트레스성 만성두통으로 10년 이상 통증이 있을 때마다 진통제를 복용했습니다. 늘 비상용 두통약이 가방 속에 들어 있었습니다. 또 1년 전 우측 무릎 관절염 수술도 받았습니다. 그런데 2개월 전부터 무릎이 다시 붓고 아프기 시작했습니다. 여러 가지 스트레스를 받으면 여지없이 찾아오는 두통에 눈까지 빠질 듯이 아팠습니다.

그러던 중 문권사님으로부터 아로니아를 전해 듣게 되었고, 또한 김옥종 대표님이 간암선고를 받았다는 소문을 1년 전부터 듣고는 있었지만 안타까운 마음뿐이었습니다. 그러다가 다시 만나뵈니 너무도 건강한 모습에 엄청 놀라면서 아로니아와 자연치유로 건강을 되찾게 되었다는 말씀을 듣고 저도 마음에 문을 열고 복용을 시작하였습니다. 처음에는 방귀가 나오기 시작하더니 2주쯤 지나면서 무릎이 다시 아파오기 시작하였습니다. 저녁 때는 퉁퉁 부어올라 절뚝거렸고 계단을 오르내릴 땐 더욱 아팠습니다. 심지어 잘 때도 아파오기에 병원에 다시 찾았더니 수술을 한번 더 해야 된다고 하였습니다.

그런데 이번 자연치유관리사 교육과정 3일간 디톡스를 하면서 그렇게 많이 부었던 무릎의 붓기가 거의 다 빠졌고 통증도 많이 완화 되었습니다. 알고 보니 그렇게 아팠던 게 호전반응이었습니다. 통증이 심해져서 먹는 양을 줄였었는데 더 먹어야 된다는 말을 이제야 알겠습니다.

며칠 전 갑자기 두통 또한 심해진 것도 명현반응이었나 봅니다. 위암수술을 받은 친구에게도 아로니아 C3G와 노유파 지방산을 전해주었는데 손발저림이 덜하다고 하였고 비염으로 몇 년을 고생하던 분도 10일만에 거의 막혔던 코가 뚫렸다고 하였고 그 남편도 아로니아 비누로 샤워를 하였는데 7일만에 발가락 사이에 곰팡이균이 없어졌다며 신기해 하였습니다.

또 지압으로 교정치료를 하시는 분이 혈액검사기계로 그 분의 고객한테 아로니아 C3G를 복용하기 30분 전에 혈액검사를 하고 30분 후에 다시 검사를 하였더니 혈액이 너무나 깨끗해졌다며 제품을 구입하였습니다.

이렇게 여러 가지 효과가 나타나는 아로니아 C3G와 노유파 지방산, 그리고 장원장님의 자연치유만이 앞으로 진정한 건강 지킴이가 될 것이라 믿습니다.

● ● ●

관절염, 편두통
정찬례, 광주, 53세, 여

저는 2011년 10월경부터 아로니아 C3G와 노유파 지방산을 복용한 후로 현재까지 여러 가지 반응들이 나타났습니다. 먼저 관절염을 앓고 있던 상황에서 통증완화와 통증이 번갈아 나타났으며 시간이 갈수록 정도가 완화되었습니다.

또한 왼쪽 편두통이 심했는데 지금은 말끔히 사라졌으며 몇 년 전부터 밤에 숙면을 취할 수 없을 만큼 화장실을 자주 다녔던 상황이 바뀌어 이젠 한번 정도만 가는 현실이 참으로 좋습니다.

요사이는 눈에 다래끼 증세가 며칠 간격으로 나타나고 있는데 가렵고 붓기는 하지만 곪지는 않는 것이 신기합니다.

그리고 체험 중 가장 큰 변화는 피부에 온 것 같습니다. 종전에 피부에 탄력이 없어서 쳐져 보였는데 지금은 보톡스 치료를 받은 것처럼 탱탱해졌습니다. 한동안 피부에 심하게 열이 나면서 당기는 느낌을 받은 후부터 달라진 것 같습니다. 저를 아는 모든 사람들은 피부에 대한 칭찬을 합니다. 심지어 길 가는 사람들도 피부에 대한 칭찬을 합니다. 그래서 저는 요즘은 동네 목욕탕에 가게 되면 "피부엔 아로니아 C3G가 최고"라는 광고를 자연스럽게 합니다. 많은 효과를 보게 된 저는 평생 아로니아 마니아로 남을 것입니다.

● ● ●

만성두통, 수족저림
권윤지, 서울시, 52세, 주부, 여

저는 10년 전부터 머리가 심하게 아프고 심할 때는 뒷목이 뻣뻣하고 토할 것 같은 경우도 종종 있었습니다. 견디지 못할 땐 진통제도 많이 복용했습니다. 주변 약국의 약사님들이 증세가 뇌종양일지도 모르니 병원에 가서 검진을 받아보라고까지 하셨습니다.

무섭고 두려운 마음으로 강동성심병원에서 검사를 한 결과 뇌종양은 아닌 것으로 판명되었습니다. 뚜렷한 진단 없이 약만 지어서 돌아왔습니다. 그 후 두통에 좋다는 건강식품을 많이 먹었지만 별 효과를 보지 못했습니다. 신경을 많이 쓰면 머리가 더 아팠고 뒷목이 뻣뻣했습니다. 이러다가 중풍이 오지 않을까 걱정도 많이 했습니다. 혈액순환이 원활치 않아서 그런가 하고 한의원에서 약도 지어 먹었지만 별 효과가 없었습니다.

저의 이러한 증상을 알고 있던 친구가 2008년 10월 중순경 아로니아 C3G와 노유파 지방산을 주면서 머리 아픈 데 좋을 거라고 잘 챙겨먹으라고 했습니다. 처음엔 설마하는 마음으로 그냥 먹기 시작했는데 3일째부터 머리 아픈 증상이 사라졌습니다. 그래서 머리가 안 아픈 날인가 보다 했는데 그 다음 날도 그 다음 날도 아픈 증상이 없었습니다.

그러다가 10일 후 저녁에 심하게 머리가 아프고 나서 지금까지는 그렇게 심하게 아픈 증상은 사라졌습니다. 아로니아 C3G와 노유파 지방산을 먹기 전에는 저녁시간이면 항상 피곤했고 잠자리에 들 때면 손발이 저리고 발바닥이 화끈거릴 때가 있었는데 그것도 많이 없어졌습니다.

요즘에도 아로니아 C3G와 노유파 지방산을 먹고 있는데 몸이 가벼워지고 머리도 상쾌해져서 기분이 매우 좋습니다. 아침저녁으로 열심히 챙겨 먹고 있습니다.

퇴행성관절염

박종희, 서울시 마포구, 65세

몇 년 전부터 퇴행성관절염으로 무릎이 아파 잠을 이루기조차 힘들었습니다. 1년 반 정도 한의원에서 침과 부항치료를 받고, 정형외과에서도 주사와 물리치료를 받고 식생활 개선 등을 병행했지만 체중만 7~8킬로그램 빠지는 게 전부였습니다.
그후 아로니아 C3G를 6개월 정도 복용했는데 평소 혈압이 193에서 120으로 낮아져 정상이 되었고, 무릎의 퇴행성관절염도 사라져 편안한 잠을 이룰 수 있게 되었습니다.
얼마 전 정형외과에서 엑스레이 촬영을 해보았는데 원장선생님께서도 연골이 재생되고 있다면서 신기해하시고, 무엇을 먹어 이렇게 관리를 잘 했느냐고 놀라워하며 격려해주셨습니다. 아로니아 C3G는 제게 행운의 제품입니다.

● ● ●

만성통증

이경애, 경기도 남양주시, 55세, 여

어려서부터 건강하지 못해 여러 번의 수술 경험이 있는 저는 우연히 지난 8월에 아로니아 C3G를 선물 받았습니다. 최고의 항산화 제품이라 몸에 있는 노폐물이 몸 밖으로 배출된다는 말을 듣고 물에 희석을 시켜 2리터 정도의 페트병만큼 매일

한 달 정도 복용했습니다.

그러자 땀을 많이 흘렸을 때 얼굴과 팔 등에 깨알 같이 작고 검푸른 것들이 생기더군요. 처음엔 대수롭지 않게 생각했으나 점점 양이 많아지고 냄새도 심해졌습니다. 그러나 곧 이것이 몸속 깊이 있는 모세혈관 속 독소가 몸 밖으로 배출되는 현상임을 알게 되었습니다.

음용한 지 두 달 정도 지나면서 평소 느끼던 만성통증이 사라지고 몸이 한결 부드러워진 걸 느끼게 되었습니다. 장이 안 좋아서 늘상 가늘고 검게 보았던 대변도 정상이 되었습니다.

● ● ●

전신염증, 탈모, 디스크, 관절염, 안구건조증, 전립선염, 아토피성피부염

김명로, 경남 김해시 삼방동, 남, 47세

저는 자동차서비스업을 17년째 하고 있습니다. 서비스업이다 보니 평소 스트레스를 많이 받습니다. 10년 전에 교통사고가 나서 목과 허리를 많이 다쳤습니다. 저는 평소에 잔병도 많았습니다. 탈모부터 시작해서 안구건조증, 디스크, 피부병, 무릎관절, 심지어는 정력도 약합니다.

그러던 중 아로니아 C3G와 노유파 지방산을 소개받고 먹기 시작했습니다. 몸에 좋다고 하여 먹기 시작했는데 처음에는 감기증상도 오고 가려움증에 얼굴 홍조증도 오고 대변도 심하게 보더니 어느 순간 몸이 건강해지는 것을 느꼈습니다. 피곤함이 없어졌습니다. 팔, 다리, 발목 쑤시고 아픈 것들이 다 나았습니다. 피부병으로 긁고 나면 피가 날 정도였는데 어느 순간부터 긁지 않았습니다. 전립선염 때문에 소변도 잘 못봤었는데 요즘엔 대소변도 잘 보고 있습니다.

지금껏 많은 건강식품을 먹어봤지만 아로니아 C3G만큼 특이한 케이스는 경험하지 못했습니다. 신기할 정도로 효과도 바로 오고, 몸이 건강해진다는 것을 스스로 느끼게 됩니다. 지금은 저희 아들에게도 조금씩 먹이고 있습니다.

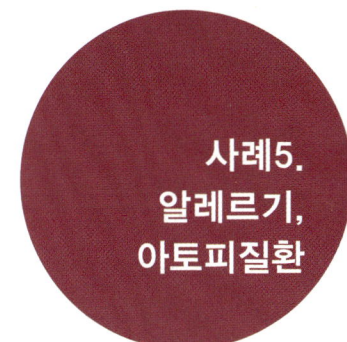

사례5.
알레르기, 아토피질환

악성 아토피성피부염

김재진, 대전시 유성구, 24세, 남

우리 아이는 초등학교 4학년 때부터 아토피성피부염이 생겼습니다. 시간이 지날수록 점점 심해지면서 등을 심하게 긁으면 등이 핏물로 범벅이 되어 제대로 잠을 잘 수도 없을 정도였지요. 얼굴에도 온통 아토피가 생겨 유명하다는 병원과 한의원에서 치료를 받아봤지만 약을 복용할 때만 잠시 나아지다가 다시 더 악화되곤 했어요. 외출을 할 때는 꼭 모자를 눌러쓰고 마스크로 온통 얼굴을 가린 채 외출을 해야 할 정도였습니다.

팔과 다리가 접히는 부분은 더욱 심해, 갈라진 논바닥처럼 피부가 변하고 갈라진 피부 사이로 핏물이 엉겼습니다. 만지면 부서져버릴 것 같은 피부에서 윤기라고는 전혀 찾아볼 수 없었습니다. 심한 경우엔 온몸에 붉은 반점이 생기고 모두

곪아 버리는 바람에 2차 감염이 되어 두 번씩이나 입원을 했습니다.

20대의 젊은 나이에 멋 한번 부려보지 못하고, 여름이 되면 윗옷에 핏자욱이 번져 보이고 가려워서 두 손으로 두드리는 소리에 밤잠을 못자는 아이를 볼 때마다 가슴이 먹먹해진 수 많은 날들…. 어느 날 지인의 소개로 JBK 자연의학연구소 장봉근 원장님을 만나 아로니아 C3G와 노유파 지방산의 설명을 듣고 난 후, 며칠 뒤 제 아들과 원장님과의 첫 만남에서 18개월에서 24개월 정도 아로니아 자연요법으로 치료하면 반드시 완치할 수 있다는 말씀을 들었습니다.

그 이후로 원장님이 직접 만들어주신 아토피 자연요법에 따라 꾸준히 아로니아 C3G와 노유파 지방산을 섭취했습니다. 약 한 달이 되면서 온 얼굴에 진물이 생기고 마르고 또 생기기를 반복하면서 얼굴 피부가 다 벗겨지자 덜컥 겁이 나서 포기하고 다시 병원에 가고 싶었는데 원장님께서 자연치유되는 좋은 반응이니까 긍정적인 생각을 가지고 참고 견뎌야 한다고 말씀하셨습니다.

이와 같은 치유반응이 몇 번 반복되면서 점차적으로 육안으로도 확인할 수 있을 정도로 좋아지기 시작했고, 가려움의 고통도 점점 사라졌습니다. 장원장님이 말씀하신대로 마침내 지난 10년간 온 몸의 피부 전체가 아토피였던 우리 아들의 피부가 이제는 그 어디서도 아토피의 흔적을 찾을 수 없을 정도로 완전히 다 나았습니다.

암보다 더 무서운 것이 아토피라고 생각합니다. 그렇게 고치기 힘든 악성 아토피를 고쳤다는 생각을 하면 꿈만 같습니다. 악몽과 같았던 지난 날, 지인으로 인해 만났던 장봉근 원장님의 말씀에 믿음과 선택을 하게 해주신 하느님께 감사드리며, 저와 아들은 아로니아와 노유파 지방산을 통해 악성 아토피를 고쳐주시고 새 삶과 희망을 주신 장봉근 원장님에게 진심으로 감사드립니다.

아토피로 고생하는 모든 분들에게 저와 아들의 체험담을 꼭 보여드리고 아토피 치료에 도움이 되고자 하는 마음으로 체험수기를 올려봅니다. 오늘도 아로니아 C3G와 노유파 지방산으로 새 삶을 살게 된 제 아들의 환한 웃음과 기뻐하는 모습을 볼 때마다 꿈만 같습니다.

● ● ●

아토피성피부염
○○○, 서울시 면목동, 9세, 남

현재 초등학교 2학년이 되는 꽃미남 미소년입니다. 2008년 무덥던 여름날 지인 가족분들과 함께 승합차로 여름휴가를 떠났습니다. 귀여운 작은 요크셔 강아지 한 마리도 동승을 하였습니다.

여행 목적지에 도착 할 즈음 아이에게서 피부 트러블이 조금씩 시작되더니 이른 저녁, 목적지인 시골 별장에 도착해서는 전신에 두드러기 발진이 무섭게 덮어서 시내 응급실을 찾아야했습니다. 그런데 평소 아이가 아토피성 피부건조증으로 H대병원 피부과를 3살 때부터 다니고 있던 터라 피부가려움증과 발진트러블을 진정시켜줄 로션타입 연고제(락티케어, 제마지스, 아드반탄…)를 발라주고 심한 트러블 시 복용하는 약을 먹고나서야 모든 상황이 진정될 수 있었습니다.

그렇게 걱정스레 첫 여름휴가를 보내고 돌아온 다음날, 바로 병원에 가서 예상할 수 있는 모든 알레르기 검사를 받았습니다. 이 과정에서 아이는 너무도 밝고 씩씩하게 웃으며 견뎌주었습니다. 어른도 하기 힘든 천식 테스트인 호흡식, 양팔과 등 전체를 핀으로 상처를 낸 뒤 시약으로 트러블을 표시하는 피부테스트를 받고 나올 때마다 아이는 벌겋고 상기된 볼을 하고는 진땀에 젖어 웃어 보이며 제 품에 안겨 "어머니, 저 잘 했지요?" 하고 물을 때 동행하신 친정어머니와 저는 고개를 젖히고 아이의 등을 다독이며 눈물을 삼켰습니다.

얼마 뒤 검사 결과는 A4 용지 4장의 분량으로 빽빽이 프린트되어 나왔고 수많은 리스트에서 눈에 띄는 한 줄 "Dog Allergy(개 알레르기)" 너무도 어이없는 결과였습니다. 이 한 가지 알레르기 때문에 목숨도 위험할 수 있다는 게 놀랍지 않을 수 없었습니다. 그리고 학교에 입학해서 검사결과서를 학교에 제출하여 교실에서 아이의 사방으로는 애완동물을 키우는 친구들과 가깝게 할 수가 없었습니다.

그리고 알레르기 면역치료가 시작 되었습니다. 치료비를 미리 선납하고 캐나다에서 면역주사약을 6개월분씩 주문제작으로 들여와 비가 오나 눈이 오나 일주일에 한 번씩 접종을 다녀야했습니다. 주사를 맞은 후 30분 정도를 대기실 의자에 앉아 혹시 모를 부작용 반응시간을 경과 후 돌아와야 했고 그렇게 일 년을 아이와 가족이 힘든 시간을 보냈습니다.

그러던 중 캐나다에서 약물 부작용이 발생해 더 이상 면역주사를 접종할 수 없게 되어 낙심하던 터에 아로니아 C3G와 노유파 지방산을 섭취할 기회가 생겼습니다. 더 이상 면역주사를 접종할 수 없게 되어 현재까지 섭취기간이 약 4개월 남짓 합니다.

섭취 후 두 달은 호전반응현상으로 힘겨운 때도 있었지만 장봉근 원장님의 도움으로 두달 전부터는 병원과의 인연을 끊고 아이가 아로니아 C3G와 노유파 지방산의 마니아가 되어 너무도 예쁘고 건강하게 생활하고 있습니다.

다시 한번 장봉근 원장님에게 깊은 감사를 드립니다.

알레르기, 두통, 천식, 변비
김경옥, 경남 양산시 평산동, 여, 53세

직장에서 신경을 많이 쓰는 일을 해서 변비가 심했습니다. 처음에는 변비가 큰 병이라는 생각을 못했습니다. 하지만 너무 심하다 보니 손톱도 거무스름해지고 혈액순환도 안 되더군요. 혈액순환이 안 되어 참숯가마 찜질방을 다녔는데 좋아지는 것을 느끼고 자주 다니게 되었습니다. 그러다보니 생각지도 못한 알레르기가 시작되었습니다. 그리고는 아로니아 C3G를 접하게 되었습니다.

아로니아 C3G를 먹기 시작하면서 알레르기가 없어지고 파랬던 입술색과 검었던 얼굴색이 환하게 바뀌었습니다. 아로니아 C3G가 혈액순환도 잘 되게 해주고 변비로 인해 쌓였던 독소까지도 말끔히 없애주면서 생기있는 피부색을 되찾아주었습니다. 더불어 두통과 천식 같이 나오던 기침도 멈추었습니다. 이렇게 좋은 아로니아 C3G를 이웃과 여러 사람들에게 알리고 싶습니다.

● ● ●

만성 아토피성피부염
김민수, 서울시 강남구, 학생, 11세, 남

제 아들은 2세 때부터 아토피성피부염이 진행되어 최근에는 만성 아토피성피부염이라는 진단을 받았습니다. 아토피성피부염은 봄과 가을에 특히 심해지며 전신에 가려움과 발진 등으로 학습수행이 불가할 정도였습니다.

병원에서 약을 처방받아 복용했지만 효과는 미비했고 무기력, 위장장애, 졸음, 부종 등의 부작용이 심각했습니다. 병원에서는 약을 중지하거나 약내성이 발생했으므로 약의 용량을 증가시킬 수밖에 없다고 했습니다.

그때부터 아는 의사분의 소개로 아로니아 C3G와 노유파 지방산을 병원처방약과 병용해서 복용하기 시작했습니다. 복용 7일째에 가려움과 발진증상이 절반 이상 사라졌으며, 복용 30일째에 가려움과 발진이 거의 사라지고 위장장애와 졸음, 부종 등이 없어졌습니다. 그 후로 병원약을 절반으로 줄여 복용하고 있으나 가려움과 발진증상은 나타나지 않고 있습니다. 육안으로 보기에도 피부가 많이 호전되었으며 피로감도 개선된 것 같습니다.

섭취한 지 6개월이 지난 현재, 병원약은 완전히 중지했으며 피부색도 정상으로 돌아왔습니다. 가려움증 및 발진 등의 아토피 증상은 대부분 사라졌습니다. 지금도 아로니아 C3G와 노유파 지방산을 계속해서 섭취하고 있습니다.

아는 약사님이 아로니아 C3G가 피부세포를 보호하고 노유파 지방산이 세포를 복구시킨다고 설명을 해주셨습니다. 아토피성피부염을 앓고 있는 많은 아이들에게 아로니아 C3G와 노유파 지방산을 적극 추전합니다.

● ● ●

알레르기비염, 백내장, 오십견
김숙자, 경기도 용인시 수지구, 50대, 여

저는 한 마디로 걸어다니는 종합병원이라 할 정도였습니다. 알레르기비염으로 오랫동안 고통스러웠고, 위와 장의 기능이 떨어져 늘상 피곤했으며, 30대에는 오십견이 찾아왔습니다. 이 외에도 무좀, 발의 각질, 귀의 종기, 백내장 등으로 건강이 몹시 안 좋은 상태였죠. 당연히 남들 마시는 커피나 술은 입에도 못 댔고요.

그러다 2008년 8월 21일부터 아는 분의 소개로 아로니아 C3G와 노유파 지방산을 먹기 시작했는데, 한달 보름 정도가 지나자 누런 코가 3일 정도 나오더니 지금은 코 상태가 너무 편하고 좋아졌습니다. 백내장도 수술하지 않고 한달 간격으로 모래알이 낀 것처럼 세 번 정도 증세가 나타나더니 좋아졌고, 발의 각질이나 각종 장기의 기능이 신기할 정도로 개선되었습니다.

또한 2009년 3월에는 치과치료를 받았는데, 소염진통제를 먹지 않고도 천연항생제인 아로니아 C3G와 노유파 지방산만으로 염증이 전혀 없이 나왔습니다. 요즘은 커피와 술도 한 잔씩 마시며 손톱이 가늘어 갈라지는 증상도 없어졌답니다.

● ● ●

알레르기비염
김재영, 서울시, 42세, 남

건강에 대해 관심이 많은 저는 술, 담배를 전혀 하지 않습니다. 체질에 맞지도 않고, 술은 한 잔만 마셔도 온몸이 빨갛게 될 정도라서요. 20대 이후부터는 혼자 생활을 하다보니 인스턴트 음식과 외식을 주로 했지만 병원신세를 질 정도로 크게 건강을 해친 적은 없었습니다. 생식, 수지침, 건강식품 등으로 나름 건강관리를 해온 덕분에 또래 친구들보다 몇 년은 어려보인다는 이야기도 들었습니다.

그런데 30대 이후부터 몸의 기능이 약간씩 저하된 느낌을 받았습니다. 환절기에는 알레르기성비염 증세가 나타났고, 5~6년 정도 약으로 치료를 하고 있는 상태입니다. 나름대로 건강관리를 해왔다고는 해도 나이가 들고 면역력이 떨어지는 것은 어쩔 수 없나 봅니다.

그러던 3개월 전에 지인의 소개로 아로니아 C3G와 노유파 지방산을 알게 되었습니다. 그 후 지금까지 먹고 있는데, 알레르기비염 증상이 거의 사라졌고 코가 너무 시원해졌습니다.

아로니아 C3G와 노유파 지방산을 섭취하면서 몸이 가벼워지고 눈이 맑아진 것을 느낍니다. 그리고 소변볼 때 시원하지 않던 증상도 많이 좋아져 이제는 20대의 젊은 몸으로 돌아가는구나 라는 생각이 들 정도입니다. 8살 아래 남동생에게도 권해 함께 건강을 지킬 생각입니다.

● ● ●

알레르기비염

김복희, 광주 서화정동, 41세, 여

저는 알레르기비염으로 늘 저녁과 아침, 기후변화가 올 때마다 화장지 1롤은 하루에 다 쓸 정도로 알레르기비염에 시달려 전국 유명한 한의원, 이비인후과는 다 다녀보았습니다. 결론은 임시방편으로 심할 때마다 약을 복용하는 것 이외에는 없었으며 한의원에서 준 환제는 먹을 때뿐이었습니다.

그러던 어느날 남편으로부터 아로니아 C3G와 노유파 지방산을 전달받아 먹은 지 3일째 되는 날부터 14년 동안 그렇게 심했던 비염이 완화되기 시작하여 지금은 완치되었습니다.

또한 결혼전부터 고생해온 심한 생리통이 말끔하게 사라져 지금은 너무나 편안하고 행복하답니다. 전국민 누구나 아로니아 C3G를 만나 건강한 나라, 건강한 가정이 되었으면 합니다. 아로니아 C3G 파이팅!

알레르기천식, 편두통

박은숙, 서울시 성동구, 53세, 여

천식으로 10년 정도 고생을 했고 친정어머니가 천식으로 돌아가신 가족력이 있습니다. 증세가 매우 심하고 약을 너무 오래 복용해서인지 위도 아프고 편두통도 있었습니다. 기침이 주로 밤에 더하고 심하게 기침을 한 다음 날엔 옆구리가 아파서 숨도 크게 쉴 수 없을 만큼 고통스러웠습니다.

2011년 10월, 지인으로부터 아로니아 C3G와 노유파 지방산을 알게 되고 복용한 지 8일째 되는 날 아침, 어젯밤 기침을 한 번도 하지 않고 잘 잤다는 걸 알게 되고 아들에게도 먹이게 되었습니다.

제가 39세에 아들을 8삭둥이로 낳아서인지 아들이 초등학교 4학년이 되면서 편두통이 발병하여 점점 심해지더니 중학교 3학년 때는 한 달이면 2~3회씩 편두통 때문에 조퇴를 하고 집으로 올 정도였습니다. 아들에게 15일 정도 먹인 이후로 편두통이 말끔하게 사라졌습니다.

저의 경우 먹은 지 3일 후부터 몸이 심하게 가렵고 나른하고 소변에서 간장냄새가 나고 눈병처럼 눈곱이 많이 끼는 등의 독소가 배출되는 강력한 호전반응을 겪고 나서 지금은 몸이 너무나 좋아졌습니다.

제가 건강해지니 지금은 아프다는 사람이 있으면 아로니아

C3G를 꼭 권해드리고 싶습니다. 제 인생에 가장 큰 행운이 있다면 그것은 아로니아 C3G를 만난 것입니다.

● ● ●

알레르기천식, 폐경
박순화, 청주, 50세, 여

저는 올해로 50세가 되는 주부입니다. 운전은 하지 않고 버스를 타고 다니는데 버스를 타면 알레르기 천식 발작을 일으켜 기침을 한번 시작하면 호흡곤란과 더불어 눈이 충혈되고 눈물이 쏙 나올 정도로 기침이 심하게 나왔습니다.

2011년 11월부터 지인의 소개로 아로니아 C3G와 노유파 지방산을 알게 되어 먹게 되었습니다. 먹자 마자 콧물, 가래 같은 호전반응이 나타나기 시작하면서 한 달쯤 지나니까 알레르기 천식 증세가 씻은 듯이 사라졌습니다. 정말 신기했습니다.

그리고 저는 조금 이르긴 하지만 폐경이 온 지 1년 가까이 되었습니다. 아로니아 C3G와 노유파 지방산을 섭취하면서 생리가 다시 복구되기를 간절히 바랐습니다. 간절한 바람이 통했는지 복용한 지 3개월이 지나면서 정말로 멈췄던 생리가 다시 나오기 시작했습니다. 반가운 손님이 찾아와서 너무 반가웠습니다.

여자들은 폐경이 되면서 갑상선 같은 질병이 찾아오기 시작한다고 알고 있었는데 조금이라도 늦출 수 있어서 얼마나 기뻤는지 모릅니다. 아로니아 C3G와 노유파 지방산을 만나게 해주시고 건강을 되찾게 해주신 장봉근 원장님에게 진심으로 감사드립니다.

● ● ●

아토피피부염, 알레르기비염, 두통, 구토, 손저림
정혜련, 서울시 관악구 신림동, 여, 49세

어려서부터 밥 먹는 것조차 힘들 정도로 몸이 허약했습니다. 힘들게 학교를 졸업하고 거제도에서 사회생활을 시작하면서 결혼까지 하게 되었습니다. 임신을 해서 입덧을 할 때는 피를 토할 정도로 힘들었고, 결국엔 조기 출산을 하면서 두 아이를 낳았습니다. 그리고 다시 일을 시작하려 했지만 주위의 반대 의견이 많아 정기적으로 한약을 지어 먹고 링거를 맞으며 일을 할 수 있게 되었지요.

그러던 2000년에 건강식품에 대한 교육을 듣게 되었습니다. 교육을 받으면서 이제껏 내가 한의원이나 병원에 다니던 것들이 잘못 되었다는 걸 깨닫게 되었습니다. 그후 교육도 열심히 듣고 식단부터 조절하기 시작했습니다. 그리고 건강식품을 하나의 반찬으로 생각하며 챙겨 먹었습니다.

그후 자연치유 쪽으로 일을 하게 되면서 지인으로부터 아로니아에 대해 듣게 되었습니다. 처음엔 귀찮기도 했지만 인터넷으로 검색도 하고 교육도 들어보고 일하는 사람들과 같이 알아봤습니다. 그리고 8월말부터 아로니아 C3G를 먹기 시작했습니다.

처음에는 효과가 없더니 며칠 지나 두통이 없어지고 구토증상, 손저림이 사라지더니 얼굴의 붓기도 빠지기 시작했습니다. 아토피도 심했는데 완화되기 시작했고요. 그리고 심했던 비염까지도 말끔히 사라졌습니다. 몸상태가 굉장히 좋아졌습니다. 아로니아 C3G가 국민 의료비 절감에도 큰 도움이 될 것 같습니다.

● ● ●

아토피성피부염, 대사증후군, 설사, 통증, 비염, 두통

최금순, 충북 청주시 상당구 내동2동, 여, 46세

저희 둘째 아들이 어려서부터 아토피가 심했습니다. 피부가 건조해서 갈라질 정도였습니다. 병원에서 지어주는 약은 독하고 아토피에 도움이 안 되는 걸 일찌감치 깨닫게 되어서 건강식품으로 치료를 해야겠다는 생각에 먹은 지 7년째 되었는데 호전반응은 없었지만 피부는 조금씩 좋아지고 있었습니다.

하지만 아들은 아토피 말고도 스트레스성 대사증후군을 앓고 있었습니다. 그래서 아침마다 등교가 늦어지고 매번 선생님들께 꾸중을 듣는 일이 많았습니다. 매일 지각해 매를 맞아가며 학교에 다니는 아들이 안쓰러워 건강식품을 찾다가 아로니아 C3G를 접하게 되었습니다.

아로니아 C3G를 먹고 나서 아들의 잦은 설사가 멎고 호전되었습니다. 그리고 편도선 수술 후 귀에 고통을 느꼈었는데 아로니아 C3G를 먹고부터 귀 아픔이 없어졌습니다.

지금은 저희 가족 4명 모두 아로니아 C3G를 먹고 있습니다. 남편과 큰 아들도 아로니아 C3G로 인해 잔병치레를 하지 않고, 저 또한 심했던 비염이 많이 좋아졌습니다. 비염과 같이 두통도 없어지고 혈액순환도 잘 되고 있습니다. 저희 가족은 아로니아를 통해서 건강을 되찾아 가고 있습니다.

● ● ●

아토피성피부염, 비염, 전립선염
김용자, 부산시 부산진구 양정1동, 여, 68세

아로니아 C3G를 만나서 즐겁고 행복한 사람입니다. 15살짜리 손자의 비염, 아토피, 알레르기가 깨끗이 나았습니다. 4일쯤 먹고 나서 비염 때문에 매일 풀던 코를 안 풀기 시작하면서 알레르기까지 나아졌습니다. 기름기 있는 음식만 먹으면 몸을 긁어대던 것도 없어졌습니다.

이것을 겪고 친구 손녀에게 권했습니다. 그 아이는 9년 동안 심한 고통을 겪고 있었던 비염이 완화되면서 코 주위로 헐어 있던 것도 없어졌습니다. 제가 먹는 것보다 주위 사람들에게 알려서 도와주고 싶은 생각이 들어서 사촌 시동생에게도 주었습니다.

46세 드신 분인데 심한 전립선을 앓고 있었습니다. 매일 화장실에 가면 오래 걸리고 힘들다고 하셨습니다. 그래서 아로니아 C3G를 먹어보라고 권했습니다. 며칠 먹어보더니 아직 효과는 모르겠는데 몸에 좋은 것 같다며 계속 먹더군요. 그러던 어느날 전화가 왔습니다. 몸이 많이 좋아졌다면서 고마워했습니다. 주위 사람들에게 도움이 되고 좋아졌다는 소리를 들으니 정말 뿌듯했습니다.

● ● ●

알레르기천식
천갑진, 경기도 수원시, 55세

겨울이면 항상 기침을 심하게 앓았지만 젊음 하나 믿고 약국 약 정도만 복용했습니다. 그러나 갈수록 기침이 심해져 여름에도 목이 잠기며 말을 못할 정도로 기관지에 문제가 심각했어요. 기침을 하면 가래가 심하게 나와 영양주사도 맞아보고 보약도 먹어봤지만 큰 효과를 보진 못했고요.

그러다 친구 소개로 아로니아 C3G를 먹게 되었는데, 참 신기하게도 처음에는 어지러운 것 같더니 일주일 정도 지나자 몸 전체가 개운해지는 기분이었습니다.
항상 겨울나기가 두려웠고 소화력도 떨어져 몸에 기력이 없었는데 올해는 기침도 하지 않고 겨울을 났답니다.

● ● ●

아토피성피부염, 주부습진, 변비, 숙변
원형례, 광주 북구 운암동, 여, 59세

먼저 아로니아 면역과학연구소 분들에게 감사하다는 말부터 전하고 싶습니다. 저는 건강식품을 먹을 때 효과를 못본 사람 중에 한 명입니다. 그런데 아로니아 C3G를 먹고 나서는 신기할 정도로 반응을 보였습니다. 짧은 시간에 효과를 몸으로 느꼈습니다.

저는 평소 변비로 고생을 좀 했습니다. 변비도 심한 병 중에 하나 입니다. 변비로 인해 독소가 쌓이면서 많은 잔병들을 일으킵니다. 아로니아 C3G를 먹고는 변비가 없어졌습니다. 숙변과 함께 모든 독소가 사라졌습니다. 칙칙하고 거칠던 피부가 부드러워지면서 환해졌습니다.

또 15년 동안 주부습진을 달고 살았습니다. 머리를 감을 때 장갑을 끼고 감을 정도였고, 살이 벗겨져서 지문이 없어지고, 박수를 치면 피가 날 정도로 심했습니다. 아로니아 C3G가 저에게 새 손을 선물해 주었습니다. 지금은 손에 언제 습진이 있었는지 흔적도 없이 사라졌습니다. 아로니아를 만난 것은 저에게 큰 복이라고 생각합니다. 이 복을 주위 사람들과 함께 나누고 싶습니다.

● ● ●

알레르기비염, 위염, 만성두통

임명숙, 서울시 동대문구 이문동, 여, 사업, 50대

저는 40세 이후부터 비가 올라고 하면 여지없이 머리가 아팠습니다. 머리가 앞뒤로 흔들리면서 통증도 심했지요. 주위에서는 농담으로 기상대라는 별명을 붙여줄 정도로, 머리가 아프면 반드시 2~3일 후에는 비가 내렸습니다. 통증이 심할 때는 진통제를 먹곤 했어요.

그러다 아로니아 C3G를 친구의 소개로 알게 되었습니다. 큰 효과가 있을까 반신반의하며 제품을 받았지만 바로 복용하지는 않았지요. 대신 비염과 시력저하로 힘들어 하는 고등학교 3학년 딸아이에게 주었습니다. 아침 저녁으로 아로니아 C3G 10ml와 노유파 지방산 2캡슐을 한달 정도 먹자 딸아이의 상태가 좋아지기 시작했습니다. 6개월이 지나면서는 언제 비염이 있었나 싶을 정도로 호전되더군요. 그래서 저도 딸과 함께 아로니아C3G 10ml와 노유파 지방산을 복용하기 시작한 지 7개월 정도가 되었습니다.

요즘은 주위에서 왜 비오기 전 머리가 아프지 않냐고 물어올 정도랍니다. 10여 년을 고생했던 두통이 사라지니 너무 신기하더군요. 만성위하수도 더불어 좋아졌고요. 요즘엔 식사시간이 즐겁고 양도 남들 먹는 만큼은 먹는답니다. 안구건조증도 많이좋아졌고요.

하루를 시작하고 마무리 할 때 온 식구들이 꼭 챙기는 우리집 건강지킴이 아로니아 C3G와 노유파 지방산. 더욱 많은 사람들이 저처럼 아로니아 C3G와 노유파 지방산을 사랑할 수 있게 되기를 바랍니다.

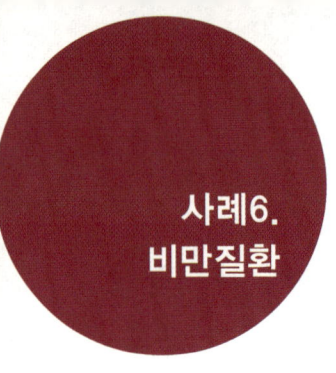

사례6.
비만질환

비만, 두통, 변비, 불면증, 고혈압, 당뇨

김수진, 경기도 성남시 분당구, 강사, 27세, 여

저는 학원강사로 근무하고 있는 20대 여성입니다. 최근에 병원에서 종합검진을 받은 결과 고도비만, 고혈압, 당뇨 판정을 받았습니다. 과도한 업무 스트레스와 불규칙한 식사, 운동부족 등이 원인이 되어 체지방이 증가하고 혈관이 좁아지고 대사기능까지 저하되어 발생된 증상인 것 같습니다.

2년 전 54킬로그램이었던 체중이 70킬로그램까지 불어나면서 변비와 두통, 불면증이 심해졌으며 병원에서 운동요법과 식이요법을 우선할 것을 권유받았습니다. 하지만 운동하고 먹는 것을 조절하는 것이 매우 힘들어 고민하고 있었던 즈음에 지인의 소개로 알게 된 아로니아 C3G와 노유파 지방산을 섭취하게 되었습니다.

신기하게도 섭취한 지 3일만에 변비가 사라지고 몸이 가벼워지는 듯한 느낌을 받았습니다. 섭취 후 10일째 체중이 3킬로그램 가량 줄어들고 두통이 말끔히 사라졌습니다. 복용 후 2달째에는 체중이 10킬로그램이나 줄어 60킬로그램이 되었으며 두통과 변비, 불면증이 완전히 사라졌습니다.

그리고 드디어 복용한 지 5개월째에 체중이 54킬로그램으로 돌아왔습니다. 지금은 몸도 너무 가볍고 고혈압, 당뇨, 변비도 개선되었을 뿐만 아니라 주변 사람들도 제 얼굴이 예뻐지고 환해졌다고 합니다.

그리고 아로니아 C3G와 노유파 지방산을 섭취하고나서 전보다 피부색이 더욱 좋아졌습니다. 탄력이 생기고 피부가 윤택해져서 너무 행복합니다.

● ● ●

복부비만, 협심증, 숙변, 변비
서복순, 서울 중랑구, 56세, 사업

저는 피아노 학원을 운영하고 있는데 최근 몸이 많이 불고 가슴 통증으로 레슨하기가 힘들 정도였습니다. 그래서 학원과 가까운 내과의원에서 심전도 검사를 한 결과 협심증 증세가 보인다면서 밤에 이 증세가 나타나면 위험하니 큰 병원에서 진료받을 것을 권하였습니다.

그래서 상계 백병원에서 심전도 검사도 받고 약도 먹었습니다. 가슴 통증 외에도 늘상 몸이 무거워 피곤하였고 변비도 심했습니다.

우연히 아는 분의 권유로 아로니아 C3G와 노유파 지방산을 만났습니다. 열심히 3개월 정도 섭취한 결과 지금은 가슴 통증이 사라지고 비만이었던 체중도 많이 빠졌습니다. 섭취하는 동안 숙변이 제거되어 몸이 무척 가볍고 뱃살도 빠지기 시작했습니다. 저와 가까운 분들께도 이 좋은 소식을 전하여 함께 건강을 지키고 싶은 마음입니다.

● ● ●

복부비만, 협심증
박성현, 경기도 군포시 당동, 남, 자영업, 50대

5년 전부터 가슴이 따끔따끔 아프고 달리기를 할 수 없을 정도로 가슴이 답답하고 숨이 막힐 것 같은 증세가 있었습니다. 등에는 파스를 붙여 놓은 듯한 차가운 느낌이 들었고 점점 불어나는 뱃살도 걱정이었습니다. 그때 아로니아 C3G와 노유파 지방산을 만나 매일 점심저녁으로 아로니아 C3G를 약 3개월 동안 복용했습니다.

아로니아 C3G와 노유파 지방산의 복용량을 늘리면서 가슴이 답답한 증상이 완전 해소되고 허리 둘레도 약 2인치 정도 줄면서 체중 또한 약 6킬로그램 정도 줄어 30대 몸매로 돌아가는 자신이 너무나 자랑스럽습니다. 꾸준히 복용하여 건강과 행복을 누리겠습니다.

● ● ●

복부비만, 부종, 당뇨
권여진, 전주 용진, 66세, 주부

저는 30년 당뇨 환자였습니다. 매일 인슐린 55단위를 맞는 중에 아로니아 C3G를 접하게 되었습니다. 약도 안 먹고 인슐린 주사도 안 맞게 해주겠다는 말에 반신반의 하다가 진실하게 권유하는 지인의 말을 믿고 한번 먹어보기로 하였습니다. 처음 몇 번은 기존 당뇨약을 먹었으나 약은 끊어도 된다는 권유를 받아들였습니다. 그리고 당근주스, 노유파 지방산과 크로마틴을 처음부터 병행하였습니다. 이후로 인슐린양을 점차적으로 줄여나갔습니다.

특별히 힘든 호전반응은 없었고 두 번 정도 밤새 너무 많은 땀을 흘려서 새 옷으로 갈아입고 다시 잠이 든 경험을 하고는 몰라보게 독기가 빠져 나갔는지 원래의 붓기 없는 제 본연의 모습을 되찾았고 피부도 매끈해졌습니다.

아로니아 C3G 3병을 다 먹었을 때는 인슐린양이 어느새 많이 줄어 있었고 5병째를 먹을 때는 5단위로 줄었습니다. 지금은 상비약으로 가지고 다니면서 가끔 조절하는 정도입니다.

아로니아 C3G 섭취량도 많이 줄어서 이제는 아침저녁으로 10ml씩 먹고 있습니다. 뱃살도 많이 빠져서 옷이 커졌습니다. 전체적으로 몸이 아주 가벼워져서 외출하는 시간이 많아졌고 예뻐졌다는 말을 가는 곳마다 들어서 기분이 상쾌합니다. 권유해주신 분에게 정말 감사드리며 그 분과의 약속대로 환자 20명을 소개해주려 합니다. 이미 세 분을 소개해서 모두 잘 먹고 있습니다. 저도 지속해서 아로니아 C3G를 섭취하여 백혈구가 질병을 예방할 수 있도록 하겠습니다. 아로니아 C3G를 만들어 주신 분들에게 다시 한번 감사를 드립니다.

● ● ●

비만, 당뇨, 고혈압
전지현, 경기 용인시, 70세, 여

저는 현재 70세입니다. 어려서부터 허약한 체질로 태어나 결혼 전에는 체중이 40킬로그램을 넘지 않고 추위를 너무 많이 타서 5월까지 스웨터와 두툼한 바지를 벗지 못하고 10월부터 다시 스웨터와 바지를 착용하고 다녔습니다.

결혼 후에는 임신중독증으로 고생하고, 과식과 폭식, 출산을 거듭하면서 체중이 30킬로그램이나 늘었습니다. 몸이 무겁다 보니 다리 관절이 아프고 고관절에 염증이 생겼고, 급성 췌장염과 급성신장염 등의 병이 찾아왔습니다. 그래도 혈압과 당뇨가 있다는 것은 몰랐습니다.

어느날 쓰러지면서 몸을 움직일 수가 없고 말도 어눌해지면서 한 발자국도 걸을 수 없었습니다. 혈압이 230이나 되고 당뇨, 혈압, 고지혈, 동맥경화, 심근경색이라는 병들과 동거를 시작하게 되었지요. 그렇게 약 30년간 혈압, 당뇨약을 복용하였습니다.

약물중독으로 인해 간에 엄청난 피로를 느끼면서 뒷가슴이 칼로 에이는 것처럼 아팠습니다. 몸이 무겁고 만사가 귀찮고 괴로워 차라리 잠자듯 죽었으면 좋겠다는 생각도 했습니다. 그즈음 친지로부터 아로니아 C3G와 노유파 지방산을 선물로 받아서 먹기 시작했는데 2주 후부터 치유증상이 나타나기 시작했습니다.

평소에 아픈 곳들이 너무 많아서 견딜 수가 없었습니다. JBK자연의학연구소 장봉근 원장님과 상담해보니 몸에 이로운 치유반응이니 진통제를 복용하지 말고 자연요법을 실시하라고 하셔서 그대로 실천하였습니다. 그런데 어느날 통증이 사라지면서 30년 가까이 복용했던 혈압약과 당뇨약을 먹지 않고 있습니다. 현재 혈당과 혈압은 정상보다는 약간 위지만 피로감도 사라지고 컨디션은 매우 좋습니다.

섭취한 지 3개월이 되어가는데 피부색도 좋아지고 체중도 10킬로그램 정도 빠졌습니다. 자연치유라는 것이 지금까지 양약에 매달리던 저에게는 생소한 말이지만 혈압약과 혈당약을 먹지 않고 있는데도 좋은 컨디션을 유지하며 불안하거나 걱정되지 않습니다. 아로니아 C3G와 노유파 지방산을 지속적으로 섭취하며 자연치유에 대한 믿음을 갖고 실천하여 노후를 건강하게 살고 싶습니다.

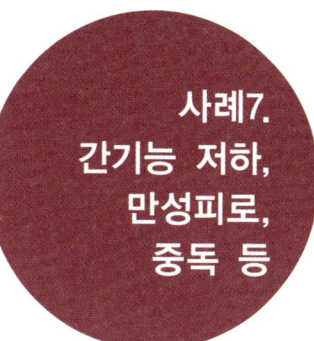

사례7.
간기능 저하,
만성피로,
중독 등

간경화, 아토피성 피부염, 소화불량, 식욕부진

최병식, 서울시 강서구 마곡동, 남, 56세

3년 동안 연구하여 카페를 열고 프렌차이즈 일을 시작하게 되었습니다. 사업이 성공을 하여 잘 되어가고 있을 작년 11월 말쯤부터 몸이 아파오기 시작했습니다. 병원에서 진료를 받아보니 간에 염증이 심하다며 간경화 판정을 받았습니다. 그때만 해도 간경화라는 것을 잘 몰랐습니다. 소화가 잘 안 되고 생리현상이 원활하지 않고 점점 식욕이 떨어지고 있었습니다.

이렇게 악화되면 간암까지 오게 되는 상황에 이르렀습니다. 이때 지인을 만나면서 아로니아 C3G를 먹어보라는 권유를 받았습니다. 처음에는 안 믿었습니다. 이게 무슨 약이냐, 간에 뭐가 좋을까라는 생각을 했습니다. 하지만 먹어보고 알았습니다. 3~4개월 먹고 나니 어느새 식욕이 돌아오고, 입 안이 마르는 고통도 없어지고, 피곤이 가시면서 검은색이었던 얼굴색이 아로니아 C3G를 먹고난 후 한 달만에 밝고 환해졌습니다.

또 저는 10년 동안 알레르기와 싸워왔습니다. 약을 안 먹으면 온몸이 가려웠습니다. 그렇게 심했던 알레르기인데 어느 순간부터 알레르기약을 안 먹게 되었습니다. 간경화라는 병을 치유하기 위해 먹었던 아로니아 C3G가 알레르기까지 없애주었습니다.

● ● ●

간염, 만성피로, 식욕부진

서정화, 인천시 만수동, 56세, 사업, 남

10년 전 B형 간염을 경험했으며 치료 후 10여 년간 식이요법과 운동요법을 병행하던 중 최근 피로와 식욕부진이 심해져 병원에서 진단한 결과 간기능수치인 ALT, AST가 매우높게 나왔습니다.

병원에서는 마땅한 치료약이 없으며 악화되면 간경화, 간암으로 진행될 수 있다고 하였습니다. 그래서 처방해주신 약물을 두 달간 복용했지만 여전히 간수치 및 피로 등의 증상이 개선되지 않아 걱정을 많이 하고 있던 중에 아내 친구의 소개로 아로니아 C3G농축액과 노유파 지방산을 알게 되었습니다.

믿기지 않겠지만 섭취한 지 보름 만에 피로감이 사라지고 식욕이 되살아났습니다. 아내도 매우 기뻐했고 왠지 좋아질 것 같다는 생각이 들었습니다. 섭취한 지 2개월 후 병원에서 혈액검사를 한 결과, 걱정했던 간수치가 대부분 정상으로 떨어진 것을 확인했고 컨디션도 매우 좋아진 것을 느낄 수 있었습니다.

● ● ●

간기능 저하

김선일, 서울시 구로동, 50대

저는 특별하게 몸이 아픈 곳은 없었지만 건강식품 차원에서 아로니아 C3G를 아침저녁 하루 두 번씩 먹고 있었습니다. 그렇게 10일쯤 먹었을 때, 위에 통증이 오고 온몸에 가려운 증상을 느껴 잠을 설치게 되었습니다.

그제서야 몰랐던 사실을 알게 되었습니다. 제게 위염이 있었고, 술 때문에 간이 안 좋은 상태였던 겁니다. 그러한 것들이 아로니아 C3G를 복용하면서 위의 통증과 간의 독소들이 피부를 통해 배출되는 자연치유증상으로 나타난 것이었습니다. 굉장히 신기했습니다.

복용 20일쯤 된 시기에는 혓바늘이 생기고 혀 밑에 염증이 생겨 10일 정도는 밥도 먹기 힘들 정도였습니다. 이러한 증상은 제가 술을 먹으면 두드러기가 생겨 반복적으로 약을 복용하면서 생긴 호르몬 억제 현상 때문에 발생한 치유반응이었습니다. 이러한 일들을 겪으며 아로니아 C3G를 더욱 신뢰하게 되었습니다.

● ● ●

알코올중독, 치매
허군욱, 중국 연길시, 50대

저는 중국 연길시 철남에 사는 허군욱입니다. 알코올중독으로 하루만 술을 마시지 않아도 내가 말하고 행동했던 것들이 모조리 기억나지 않았습니다. 한국에 있는 처제가 보내온 아로니아 C3G를 한 병 복용했는데 알코올중독 증상이 많이 사라진 것을 느낍니다. 덕분에 올해 구정에는 온가족이 기쁨과 즐거움으로 명절을 보냈습니다.

● ● ●

만성피로, 폐렴
○○○, 전주, 30대, 여

저는 과도한 스트레스로 심한 폐렴이 발생하여 두 차례에 걸쳐 병원에 입원하여 치료를 받았으나 폐렴후유증으로 기력이 소진되어 극심한 피로감과 나른함으로 몸과 마음이 지쳐 삶의 의지가 많이 떨어져 있는 상태였습니다. 병원에서도 낫지 못하고 좋다는 건강식품으로도 그러한 증상은 쉽게 사라지지 않았었는데 아로니아 C3G와 노유파 지방산을 꾸준히 섭취하면서 피곤감이 사라지고 몸에 활력이 생기고 예전의 활동력을 회복할 수 있게 되었습니다.

그리고 3년 전 교통사고로 척추협착증이 생기면서 오른쪽 고관절, 무릎, 발목까지 통증이 있었습니다. 아로니아 C3G를 섭취한 후로 그 통증이 더욱 심해지는 호전반응을 강하게 겪었지만 지금은 통증이 거의 사라진 상태입니다.

아로니아 C3G와 노유파 지방산, 그리고 긍정적인 마음만 있다면 우리몸이 가지고 있는 자연치유력을 통해서 아픈 몸이 다시 회복될 수 있다고 확신하고 있습니다. 이런 좋은 물질이 지구상에 있음에 감사드리고, 이런 물질을 찾아 연구하고 개발해주신 JBK 자연의학연구소 장봉근 원장님을 비롯한 모든 분들에게 감사드립니다.

● ● ●

만성피로, 위경련, 불면증, 치질, 만성염증
오미나, 전주 금암동, 47세, 주부

아로니아 C3G를 먹고 너무나 감사하고 좋은 마음에 몇 자 적어봅니다. 저는 두 달반 동안 아로니아 C3G 3병을 먹었습니다. 평소 하루 한 시간 밖에 못자고 하루 밥 한끼도 제대로 먹지 못해 늘 피로하고 매사에 자신이 없었습니다. 잦은 위경련에 응급실을 내집 드나들 듯이 했고, 손과 무릎관절과 머리가 너무 아파 걸어다니는 종합병원이라는 소리를 들었습니다.

한의원, 침 치료, 보약, 각종 건강식품 등 몸에 좋다는 것은 모두 해봤지만 그 때뿐이었습니다. 아픈 설움에 혼자 많이 울기도 했어요. 아로니아 C3G를 음용하면서 며칠 후 몸에 힘이 나기 시작했고 잦은 방귀와 냄새로 남들 앞에 가지 못할 정도였습니다. 다시 너무 피로가 몰려오고 머리가 아프면서 잠이 오기 시작했고 보름을 거의 잠만 잤습니다. 변비 숙변으로 힘들었으나 어느 날 혈변을 보면서 치질이 낫기 시작했습니다. 혈변이 줄면서 이번에는 무릎과 어깨, 팔다리가 너무 아파서 압박붕대를 맬 정도였습니다.

시간이 지나면서 몸의 컨디션이 점점 회복되기 시작했고 울렁거리던 속이 많이 가라앉으면서 입에도 대지 못했던 밀가루 음식을 한밤중에도 찾을 만큼 좋아져서 가족들이 깜짝깜짝 놀라고 있습니다. 밥을 너무나 잘 먹게 되었고 그렇게 쑤시던 온몸의 통증이 사라지기 시작하였습니다. 머리 아픈 것, 불면증도 해소되기 시작했습니다. 7병째 먹을 때는 사람들이 저를 보면 못 알아볼 정도로 혈색과 피부가 좋아졌습니다.

결론적으로 밥을 먹을 수 있어 좋았고 잠을 잘 수 있어서 행복했고 울지 않아도 돼서 기뻤습니다. 그리고 병원에 가지 않아도 되어 너무 좋았습니다. 몸이 불편한 모든 분들이 아로니아 C3G와 노유파 지방산을 통해 저처럼 행복해지길 바랍니다.

● ● ●

중금속중독, 구내염, 만성피로
송춘섭, 안산, 52세, 남

저는 섬유회사에 20년간 근무한 사람입니다. 지난 8월에 아로니아 C3G와 노유파 지방산을 만나 체험한 사실을 말씀드리고자 합니다.

섬유회사에서 근무하는 동안 축적된 독소와 중금속이 그렇게 많으리라고는 상상조차 못했습니다. 2개월 동안 복용하면서 피곤함이 완전히 사라진 이후로 1개월 동안은 몸이 가려워 밤낮으로 몸을 긁기 시작했습니다. JBK 자연의학연구소장 봉근원장님과 상담한 결과 "가려움증은 치유반응이니 체내 축적된 독소가 제거되면 가려움증이 사라집니다. 그때까지 약물을 사용하지 말고 견디셔야 합니다"라고 말씀하셨습니다. 그리고 희한한 것은 긁어도 상처가 나지 않는 겁니다. 장원장님의 말씀처럼 지금은 가려움이 말끔하게 사라졌습니다.

그리고 늘 피곤하면 입안이 헐고 잇몸에 염증이 생기는 현상이 나타났지만 지금은 피곤함도 전혀 없고 잇몸질환이 깨끗하게 나아서 너무 기분이 좋습니다. 그리고 위장병으로 소화가 되지 않아 밀가루 음식을 전혀 먹지 못했는데 지금 식후 2시간이 지나면 배가 고플 정도로 소화기능이 좋아졌습니다. 아로니아 C3G의 위대함을 병으로 고통받는 환자와 모든 이들에게 전달하고 싶고, 참 좋은 물질이라고 생각합니다. 아로니아 C3G 사랑합니다.

● ● ●

중금속중독, 만성피로, 만성염증
강규박, 충북 청주시 봉명동, 남, 58세

70년대 농약 없이는 농사를 짓지 못하던 시절에 마을에 농약을 치러 다녔습니다. 농약이 몸에 얼마나 나쁜지를 사회생활을 하면서 몸이 많이 안 좋아진 뒤에야 알았습니다. 운전을 하면 20킬로미터도 못가고 차를 세워 휴식을 취할 정도로 만성피로가 쌓여 있었습니다. 위도 안 좋고 몸 전체적으로 기력이 없었습니다.

하지만 아로니아 C3G를 접하고는 달라졌습니다. 처음에 아로니아 C3G를 먹을 때는 정말 힘들었습니다. 한 병 정도 먹었을 때 구토증상이 일어나고, 위도 아프고, 피부에서 각질이 일어났습니다. 머리에서도 끈끈한 진액이 나와서 하루에 머리를 세 번이나 감아야 했습니다.

힘들어서 포기하려 했으나 그래도 참고 계속 먹었습니다. 그러던 어느 순간부터 이런 증상이 없어지면서 몸이 깨끗해지는 느낌을 받았습니다. 쌓여있던 피로도 사라지고 체력이 점점 좋아졌습니다.

20대에 농약을 뿌리고 다니면서 쌓여있던 독소들이 모두 빠져나간 것같은 가벼운 기분이 들었습니다. 아로니아 C3G를 먹고 놀라운 효과를 얻어서 주위 사람들에게도 권해드리고 싶고, 아로니아 C3G를 만나게 해주신 분들에게 감사하다는 말을 전하고 싶습니다.

● ● ●

통풍, 망막염, 위염
서동목, 서울시 구로구, 40대

2010년 8월 11일, 제가 아로니아 C3G를 만난 것은 큰 행운이었습니다. 저는 2년 주기로 위궤양을 앓고 있었습니다. 명치 쪽을 고양이 발톱으로 긁어내리는 듯한 통증을 느낄 때면 다시 위궤양이 도졌구나 생각하고 병원에서 내시경 검사를 받곤 했습니다. 위궤양은 암으로 발전할 수 있으니 음식 조절을 잘하라는 의사선생님의 충고를 들었으나 그 때뿐, 평소 음식조절을 하기는 힘들었습니다.

그러던 때에 아로니아 C3G를 소개받았습니다. 아로니아 관련 책자를 구입해 읽어보니 위궤양에 효과가 있다는 내용이 있었습니다. 위궤양뿐 아니라 평소 심했던 비염도 호전될 수 있겠다는 생각에 복용을 결심했습니다.

아로니아 C3G를 8일 정도 먹으면서 위의 통증이 사라지는것을 느꼈고, 비염은 3개월이 지면서 아침마다 반복되던 콧물, 눈물이 사라져 편안합니다. 2010년 8월 28일 혈액검사에서 발견된 통풍도 아무런 통증이 없어 검사를 통해 다시 확인할 생각입니다.

그리고 1993년 망막염 수술을 받아 사물의 초점을 잡아주는 왼쪽 눈의 중앙 망막을 레이저로 신경을 죽여 정중앙은 아무것도 볼 수 없었는데 현재는 약간 흐릿하게 사물을 파악할 수 있게 되었습니다. 제게는 참으로 기적 같은 일들입니다.

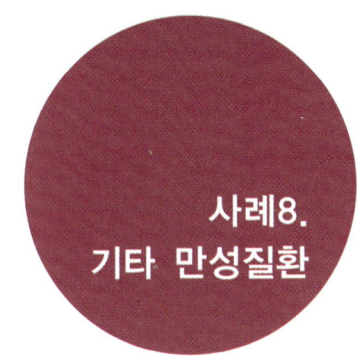

**사례8.
기타 만성질환**

전립선 비대증

김학용, 서울시 중랑구 상봉동, 남, 사업, 65세

저는 65세입니다. 60대의 65퍼센트가 전립선 비대증으로 삶의 질이 떨어진다는 학설이 있지요. 저도 비뇨기과 검사결과 전립선 비대증이라는 진단을 받았습니다.

처방 받은 양약 한 달분을 매일 저녁 잠자리에 들기 전에 한 알씩 복용해도 별다른 차도가 없었습니다. 그러다 아로니아 C3G라는 천연식품을 접하면서 5년 동안 시달리며 내심 암으로 전이되지 않을까 걱정했던 전립선 비대증이 확연히 좋아졌습니다.

아로니아 C3G와 노유파 지방산을 같이 먹으면서 야간 소변 횟수가 차츰 줄어들고 아랫부분의 불쾌감이 완화되었습니다. 섭취한 지 10개월째에 접어들면서 지금은 정상적인 생활을 하는데 불편이 없는 즐거운 일상을 보내고 있습니다.

전립선염, 비만, 기미, 피부재생
박복남, 경기도 안산시, 59세

2009년 9월부터 아는 언니의 권유로 남편과 함께 아로니아 C3G를 먹게 되었습니다. 남편은 전립선염으로 힘든 상태였고, 저는 기미 낀 피부와 비만, 오줌소태 등으로 고민이 많았습니다.

아로니아C3G 복용 후 남편의 전립선염은 완치라고 할 정도로 좋아졌고, 저는 살이 많이 빠지고 피부가 깨끗해지고 오줌소태가 사라져 너무 기쁩니다. 그리고 겨울에는 감기를 무척 심하게 앓곤 했는데, 지난 겨울에는 감기 증상이 전혀 나타나지 않아 아로니아 C3G 덕분인가 하고 있습니다.

우리 부부는 아로니아 C3G를 만난 이후로 병원 갈 일이 없어져 행복합니다.

● ● ●

불임증
김주성, 경기도 성남시 분당구, 회사원, 39세, 남

10년째 임신이 되지 않아 병원에서 검사한 결과 정자부족증이라는 진단을 받았습니다. 정자가 정상인의 20~30퍼센트 정도 밖에 안되어 정상적인 임신이 힘들다는 것이었습니다. 병원에서는 심한 스트레스와 흡연, 과음, 음식, 유전 등이 원인이며 시험관 시술 이외에 특별한 치료방법은 없다고 했습니다. 그러나 시험관 시술은 성공율도 낮고 성공해도 아이가 건강하게 자라지 못한다는 말도 있고 해서 일단 보류하기로 했습니다.

그 후로 유명한 한의원에도 가보고 좋다는 것은 다 해보았지만 번번히 실패했습니다. 우리 부부는 아이를 간절하게 원했기 때문에 실망과 절망이 매우 컸습니다. 그러던 어느날 교회의 집사님이 불임에 좋은 천연식품이 있다면서 아로니아 C3G와 노유파 지방산을 소개해줘 아내와 같이 섭취하기 시작했습니다.

아로니아 C3G와 노유파 지방산을 섭취한 지 약 3개월 후에 임신에 성공하였고, 현재는 출산을 2개월 앞두고 있습니다. 불임으로 고생하는 모든 분들에게 아로니아 C3G와 노유파 지방산을 강추합니다.

● ● ●

시력약화, 소변불리

김화선, 서울시 강남구, 50대

서울에서 20년간 직장생활을 하다 최근 10년간 개인사업을 하고 있는 50대 중반 여성입니다. 어느 날부턴가 눈이 침침해지고 소변을 자주 보게 되었고, 소변이 몹시 탁하고 오후면 일을 하기 괴로울 정도로 피곤이 몰려왔습니다.
2010년 8월 말부터 지인의 권유로 아로니아 C3G를 하루에 20ml 정도 아침저녁으로 먹게 되었습니다. 일주일 정도 먹고 난 후 더욱 눈이 침침해졌고, 소변도 더욱 탁해졌습니다.
권유한 분께 이야기를 드렸더니 호전반응이라며 꾸준히 복용할 것을 권하더군요. 3개월이 지난 현재는 작은 글씨도 볼 수 있을 정도로 눈이 밝아졌고, 소변 횟수와 색깔이 정상으로 돌아왔습니다. 다른 약을 복용하지 않고도 이런 결과를 얻었다는 것이 신기할 뿐입니다.

● ● ●

시력약화
곽호일, 인천시 남동구 간석동, 57세, 남

저는 57세 된 남성입니다. 10여 년 전부터 시력이 좋지 않아 돋보기를 쓰지 않으면 신문을 볼 수 없을 정도였습니다. 10개월 전부터 아로니아 C3G를 먹게 되었는데 처음 일주일 정도 지나면서 눈에 심하게 눈곱이 끼어 손수건에 물을 묻혀가지고 다니며 닦을 정도였습니다.
한 달 정도 지나면서 눈곱이 없어지고 눈이 밝아지면서 이제는 안경을 쓰지 않고도 책을 볼 수 있게 되었습니다. 이제는 맑은 눈으로 책을 읽을 수 있게 되어 너무 좋습니다.

사시

○○○, 전주, 7세, 남

제 아들은 7살인데 눈에 사시가 있어서 5세부터 교정안경을 하고 있었습니다. 사시가 좀 심해 안경을 벗으면 사물이 두 개로 보이며 눈이 한쪽으로 몰리는 증상이 심했습니다.

안경으로 교정이 안되면 사시수술을 받아야 하는 상황이었고, 아로니아 C3G를 먹기 직전 정기점진을 받으러 갔을 때만 해도 2년 넘게 안경을 썼지만 거의 교정이 되지 않아 걱정이 이만저만이 아니었습니다.

그러나 아로니아 C3G가 블루베리보다 안토시아닌이 수 백배 더 함유되어 눈에 더욱 좋을 거란 확신을 가지고 아로니아 C3G를 아침저녁으로 사과즙에 타서 먹였습니다. 어느 날 아들이 안경을 벗고서 책을 보고 있는 있길래 "너 이 책 잘 보이니?" 하고 물어보니 "예, 엄마! 이제 잘 보여요. 예전엔 2개로 보였는데 이제 안경 안 써도 하나로 잘 보여요~"라고 말하는 거였습니다.

정말 기적이 일어났습니다. 평생 사팔뜨기로 살 수 있었는데 보름만에 눈이 많이 좋아져 이제는 완전히 사시가 교정이 될 수 있다는 확신 아래 아로니아 C3G와 노유파 지방산을 더욱 열심히 먹이고 있습니다.

급성황반변성, 아토피성피부염

하숙자, 전주 평화동, 76세, 주부

전주에 사는 76세 할머니입니다. 저는 눈이 안 좋은데다 건강보조식품을 잘못 먹은 탓에 엄청난 아토피성피부염을 1년3개월 앓았습니다.

이마는 검은 자주빛에 가까웠고 온 얼굴은 붉고 부스럼이 올라와 표피가 들고 일어나 얼마나 지저분했는지 모릅니다. 호랑이 가죽 같고 거북이 등처럼 생겼다는 말을 듣고 살았습니다. 누구도 상상할 수 없는 가려움증에 시달리면서 늘 손은 얼굴을 긁고 있었습니다.

어깨 밑으로 떨어져 있는 부스럼 가루들이 허옇게 쌓여 보는 이로 하여금 몹시 불쾌감을 갖게 하였습니다. 이 피부병을 나으려고 먹은 약들이 더 독이 되어 결국 치명적인 급성황반변성에 걸리게 되었습니다. 피부는 더욱 부어 오르고 눈이 더욱 나빠졌습니다.

해를 지나 지인으로부터 아로니아 C3G를 소개받고 꼼꼼하게 검토한 끝에 음용하기 시작하였습니다. 저는 욕심을 내어 빨리 낫고자 충분히 많이 먹었습니다. 한 달에 세 병을 먹었고 당근주스와 같이 먹었으며 노유파와 크로마틴 자연요법을 활용하였습니다.

두 달 후 얼굴이 제 모습을 찾게 되었습니다. 붉은빛이 많이 없어지고 부스럼이 사라지면서 새살이 나오기 시작했고 거북이 등처럼 골지고 패였던 부분이 자연스럽게 나아지기 시작했습니다. 3개월이 지나면서 자연스런 피부를 갖게 되었고 이마도 90퍼센트가 회복되었습니다.

놀라운 것은 눈이었습니다. 흰자위의 뿌연 막이 걷히면서 초점을 찾기 시작했고 목소리로 구분하던 사람들의 모습이 조금씩 드러나기 시작했습니다. 소경이 될 수밖에 없었던 눈이 좋아지기 시작한 것입니다.

또 하나는 얼굴에 아로니아 C3G로 마사지를 하다보니 이마 부위의 흰머리가 어느 순간에 많이 없어지기 시작한 것도 놀랍습니다. 가리마 부분보다 이마 부위가 먼저 하애지는데 지금은 가리마 부분이 훨씬 하애져 있습니다. 10년은 젊어보이게 됐어요. 너무 기분이 좋습니다.

앞으로도 꾸준히 음용하고 자연요법을 실천하여 황반변성환자들의 절망을 제 자신을 통하여 희망으로 바꾸는 아로니아 전도사 역할을 하며 살아갈 것입니다. 아로니아 파이팅!

● ● ●

악성건조증, 알레르기, 눈의 피로

이미숙, 경기도 안양시 평촌, 50세, 주부

제가 아로니아 C3G와 노유파 지방산을 접하게 된 동기는 친구의 권유 덕분입니다. 처음에는 믿음이 가지 않아 2개월 동안 아로니아 C3G와 노유파 지방산을 섭취중인 친구를 지켜보았습니다. 그런데 눈에 띄게 피부색이 좋아지고 갱년기 증상이 사라지는 것을 보고 이 제품을 받아들였습니다.

제 경우는 악성건조증으로 눈을 뜰 수 없을 정도로 힘들었는데 이 제품을 먹기 시작한 지 두 달 보름만에 눈의 피로감과 통증이 사라졌습니다.

그리고 대학교 4학년인 우리 아들도 환절기마다 비염과 알레르기증상으로 고생을 많이 했는데 역시 말끔히 치유가 되었습니다. 저는 앞으로도 계속 아로니아 C3G와 노유파 지방산으로 건강을 지킬 생각입니다.

● ● ●

녹내장

○○○, 천안, 78세, 여

저희 어머님은 78세입니다. 평상시 눈이 답답하고 뿌옇게 보여 병원에 자주 다니시면서 치료를 받던 중 녹내장 판정을 받으시고 수술을 해야 하는데 연세가 많으시니 병원에서는 일단 약물치료를 먼저 해보고 수술을 결정하자고 해서 계속 치료를 받던 중에 제가 아로니아 C3G와 노유파 지방산을 전달해서 드시게 되었습니다.

아로니아 C3G를 한 병쯤 먹고 나니 눈곱이 끼고 다래끼가 생기고 눈이 부어 앞을 볼 수 없을 정도가 되어 눈이 간지럽고 답답한 호전반응이 나타났으며, 눈을 씻어주는 과정에서 다래끼는 터져 고름으로 나오고 붓기도 차츰 좋아지면서 녹내장으로 인해서 뿌옇게 보이던 사물이 지금은 잘 보이게 되었습니다.

꾸준이 아로니아 C3G와 노유파 지방산을 복용하면서 지금은 자연치유의 진정한 마니아가 되었답니다.

● ● ●

대상포진, 뇌졸중, 감기

김영숙, 서울시, 73세

저는 10여 년 전 풍으로 쓰러져 고생을 많이 했어요. 지금 이렇게 나다니는 것이 기적이라 할 정도지요. 제가 아로니아 C3G를 만난 것은 2009년 친한 동생의 소개 덕분이었습니다. 한 달 정도 아로니아 C3G 다섯 병을 복용하니 대상포진이 씻은 듯이 나았고, 절룩거리던 다리도 훨씬 편해졌습니다. 또한 아침저녁으로 심했던 기침도 많이 좋아졌어요. 신기할 정도로 온몸이 좋아지는 것이 느껴지면서, 이제는 아로니아 C3G 없이는 못살 것 같다는 생각이 듭니다. 가족 모두가 아로니아 C3G를 요구르트에 타서 먹으면서 건강을 지키고 있어요.

위염

이금분, 인천시 남구 주안동, 71세

71세 여성입니다. 25년 전부터 위염(역류) 증세가 있어 음식을 먹는 것이 두려울 정도였습니다. 그러던 중 이웃집 아는 분으로부터 아로니아 C3G 한 병을 선물받아 먹어보니 10일 정도 지나면서부터 위염 증세가 사라지고 요즘은 마음껏 음식을 먹게 되었습니다.

이제는 아로니아 C3G가 떨어지면 불안할 정도로 즐겨 복용하게 되었습니다. 먹는 즐거움을 알게 해준 아로니아 C3G에 감사하고 있으며 주변 분들께도 권유하고 있습니다.

● ● ●

만성변비

안영희, 인천시 남동구 구월동, 65세, 주부

65세 된 주부입니다. 20년 전부터 변비가 있어 고생이 말이 아니었습니다. 아는 사람의 소개로 아로니아 C3G를 구입해서 하루에 10ml씩 요구르트에 타서 수시로 먹다보니 어느 날부터인가 변비가 감쪽같이 사라졌습니다. 이제는 화장실 가는 것이 두려움에서 즐거움으로 바뀌었습니다.

생리불순, 빈혈

ooo 전북 전주시, 33세, 여성

초등학교 때부터 생리가 있었는데 지금까지 한 번도 제 날짜에 정확하게 생리를 해본 적이 없습니다. 항상 35일, 40일 주기로 불규칙했고, 냄새도 심하고 색도 검었습니다.

그런데 아로니아 C3G를 두 달 동안 꾸준히 복용한 결과 지금은 28일 주기로 생리가 돌아왔습니다. 냄새도 나지 않고 색깔도 예쁘고 몸도 가볍습니다. 생리량이 많아서 빈혈도 심했었는데 복용 후 빈혈도 없어져 정말 신기하고 행복합니다.

● ● ●

감기, 어깨결림

ooo, 전북 전주시, 57세, 여

유독 자주 감기에 걸리고, 걸렸다 하면 목이 잠기고 가래가 끼어 고생을 많이 했습니다. 그런데 아로니아 C3G를 복용한 후 감기에 걸리는 횟수가 눈에 띄게 줄었으며, 목잠김도 덜해지고 어깨결림도 많이 사라졌습니다.

처음에는 이런 건강식품을 믿지 않았는데 한 달 이상 복용 후 내몸이 좋아지는 걸 느끼면서 꾸준히 복용해야겠다는 생각이 듭니다. 면역력이 강해지고 피로도 덜해 훨씬 행복한 날들을 보내고 있습니다.

갑상선질환, 두통, 협심증, 방광염, 치질

강도옥, 경기도 인천시 계양구, 60대

저는 현재 인천에서 농사를 짓고 있고, 지금까지 돈 되는 것은 안 해본 것이 없을 정도로 많은 일을 했습니다. 그러다보니 내몸 관리를 등한시하여 몸이 말이 아니었습니다. 머리부터 발끝까지 안 아픈 곳이 없을 정도로 심한 고통 속에서 지냈습니다.

주요 증상은 머리를 바늘로 찌르는 것과 같은 지속적인 두통 증세와 갑상선질환으로 인한 목의 통증으로 말도 제대로못하는 지경이었습니다. 게다가 협심증으로 가끔 119구급차에 실려가기까지 하는 신세였습니다. 방광염도 있어 2~3일 정도 병원 신세를 진 적도 있고, 치칠도 무척 심했지요. 말 그대로 온몸이 종합병원이었습니다.

그러던 차에 제 건강에 대해 잘 알고 있던 지인으로부터 아로니아 C3G에 대한 정보를 듣게 되었습니다. 설명을 듣다 보니 이렇게 탁월한 효능을 지닌 제품이 세상에 어디 있나 하는 생각을 갖게 되었지만, 소개해주신 분과의 친분관계도 있어 그냥 인사치레로 아로니아 C3G를 복용하기 시작하였습니다. 지금 생각해보면 너무나 감사하고 다행스럽습니다.

아로니아C3G를 꾸준히 먹게 된 지 한 달 반 정도가 흘렀습니다. 내몸이 예전과 달라진 것을 확연히 느낍니다. 첫 번째로 바늘로 찌르는 것 같던 두통이 말끔히 사라졌습니다. 두 번째로 목의 통증 때문에 말도 길게 못하던 제가 노래한 곡을 거뜬히 할 정도가 되었고, 세 번째로는 협심증으로 인한 통증도 모두 사라졌습니다.

호전반응도 많이 겪었습니다. 그만큼 제 몸이 많은 병에 시달리고 있었다는 증거였던 것 같습니다. 복용 20일이 지나면서부터 얼굴에서 독소가 빠지는 듯 발진이 심하고 밤마다 참을 수 없는 가려움증 때문에 잠을 못 이루고 귓불에서 진물이 날 정도였습니다. 그런데 믿을 수 없게도 호전반응 이후 몰라보게 깨끗한 피부로 바뀌게 되었습니다. 건조한 겨울철에도 뽀얗고 윤기 있는 피부가 돼서 주변에서 얼굴이 좋아졌다는 소리를 항상 듣습니다.

끝으로 평생 고쳐질 것 같지 않던 치질은 지금까지도 하혈을 계속하고 있습니다. 저는 하혈도 호전반응이라 생각하고 내 몸이 병으로부터 나아지고 있다는 생각에 하루하루 더할 수 없이 행복하고 즐겁게 생활하고 있습니다.

● ● ●

폐수종
현OO(아들 주정민), 28세, 남

2009년 구정 전 아들의 상태가 안 좋아 고대안암병원에 찾아가서 검사를 받았습니다. 아들의 병명은 명확하게 나오지 않았고 원인을 알 수 없이 폐에 계속 물이 차기 시작하는데 상태가 폐결핵과 관련이 있는 것 같다고 하여 한 주에 한번씩 매번 1.5리터씩 폐속의 물을 뽑아내는 치료를 받았습니다. 그후 호전이 되는 듯하여 퇴원을 하게 되었지만 퇴원 후 3개월만에 재발되어 병원을 찾았을 때 의사 선생님께서는 더 이상의 치료는 힘들다고 하셨습니다. 지인으로 인해 아로니아 C3G 정보를 들어서 하나밖에 없는 아들 살려보고자 하는 마음에 병원에서는 아무 것도 먹이지 말라고 했지만 4월 5일 아로니아 C3G를 구입해 먹기 시작했습니다.

복용한 지 15일만에 56킬로그램이었던 몸무게가 62킬로그램으로 늘었고 한 주에 한 번씩 가던 병원을 일주에 한 번씩 가게 되었습니다. 먹은 지 5개월만에 혈액검사 결과 면역수치가 정상으로 올라갔고, 혈액도 맑고 깨끗한 상태라는 결과가 나와서 아들의 건강을 되찾게 되었습니다. 이제는 저는 물론이고 저희 가족 모두가 아로니아 C3G 마니아가 되었습니다.

● ● ●

생리통, 생리불순
강운정, 전주 인후동, 33세, 주부

초등학교 때부터 생리가 있었는데 초경 이후 지금까지 생리를 한번도 제 날짜에 해본 적이 없습니다. 항상 월경주기가 35일, 40일 제멋대로였고 냄새도 많이 나고 색깔도 검고 통증은 얼마나 심했는지 웬만한 사람들은 제 생리일을 모두 알 정도였습니다. 늘 그날이면 몸이 춥고 피곤하고 울렁거려 아무것도 먹지 못하고 사흘 동안 누워서 지냈습니다. 심할 때는 토하기도 했습니다.

그런데 아로니아 C3G를 두 달 동안 섭취한 결과 점점 기력을 회복하여 몸이 피곤하지 않고 잠도 잘 오고 컨디션이 아주 좋아졌습니다. 3개월 후부터는 너무도 신기한 것이 생리주기가 남들처럼 28일로 정상회복되었다는 것입니다. 냄새도 없어지고 색깔도 예쁘고 몸이 정말 가벼워졌습니다. 빈혈도 좋아졌고, 눈의 충혈도 많이 없어져서 지금은 건강한 생활을 하고 있습니다.

세포의 감각이 살아났는지 원만한 부부관계를 가지게 된 것도 큰 변화입니다. 저도 활기가 넘치는 생활을 하고 있고요. 신기하다는 표현밖에 할 말이 없습니다. 지금은 예방을 위해 아로니아 C3G를 하루 10ml씩 먹고 있습니다.

허약체질, 피부질환, 저혈압

안금녀, 서울시 중구 중림동, 여, 61세

저는 중국교포입니다. 어려서부터 몸이 안 좋았습니다. 한국으로 들어오면서 사업을 할지 일을 할지 고민하면서 스트레스를 많이 받고, 혈압이 낮아 길에서 쓰러진 적도 있었습니다.

그러던 어느날 친구의 소개로 기적의 선물, 아로니아를 만나게 되었습니다. 몸에 좋다기에 한번 체험을 해볼까 하고 아로니아 C3G를 사서 먹기 시작했습니다. 그러면서 점점 몸이 좋아지는 것을 느꼈습니다.

그리고는 피부 트러블이 심해 힘들어하는 동생에게 아로니아 C3G를 주었습니다. 일주일도 채 되지 않아 트러블이 싹 없어졌습니다. 그리고 먹으면서 감기 한 번 안 걸리는 건강한 몸을 갖게 되었습니다.

작년에 요양봉사 자격증을 취득하여 노인들의 건강을 지켜드리고자 아로니아 C3G를 드리고 있습니다. 최고의 건강식품인 아로니아 C3G를 중국에도 알려야겠다고 생각했습니다. 아로니아 C3G로 인해 모든 사람들이 행복하고 건강한 삶을 살았으면 하는 바람입니다.

허약체질, 만성염증, 노화

김영자, 부산시 남구 문현동, 여, 67세

몸이 너무 안 좋았습니다. 그래서 안 먹어본 약이 없을 정도입니다. 지인께서 아로니아 C3G를 추천해주었습니다. 좋다고 하기에 먹기 시작했습니다. 먹고 난 지 6일만에 몸이 달라지는 것을 느꼈습니다. 나이가 많아 장도 안 좋고 위도 아프고, 안 아픈 곳이 없어서 주위에서도 위태롭게만 보았었는데 단 6일만에 바뀌었습니다. 아로니아만큼 좋은 것은 없다고 생각합니다.

● ● ●

불면증, 우울증, 고지혈증, 관절염, 어깨디스크

김홍임, 경기 용인시 처인구 양지면, 여, 54세

IMF가 오면서 대기업에 다니던 남편이 실직을 하게 되었습니다. 그로 인해 저는 걱정과 함께 불면증을 10년 정도 겪었습니다. 불면증을 치료하려고 한약도 먹어보고 침도 맞고, 병원을 계속 다니면서 약도 복용했습니다.

그러나 오랫동안 약을 복용하다 보니 내성이 생기면서 점점 약효가 센 약을 처방받게 되었습니다. 그러면 그럴수록 불면증은 더욱 악화되었습니다. 그러다 아로니아 C3G와 노유파 지방산을 접하게 되었습니다. 거르지 않고 챙겨 먹었더니 하루하루 잠자는 시간이 늘기 시작했습니다.

스트레스와 마음에서 오는 병 때문에 우울증도 심했고 고지혈증도 있었는데 아로니아 C3G를 먹고 난 후 검진 결과 고지혈증이 없어졌습니다. 고지혈증뿐 아니라 관절염도 사라졌습니다. 남편도 스트레스를 받아서 몸이 안 좋았는데 아로니아 C3G를 먹고 많이 좋아졌습니다. 3년 전에 교통사고가 심하게 나서 어깨에 디스크가 있었는데 아무리 병원을 다녀도 안 나았던 디스크가 아로니아 C3G를 먹고 통증이 사라졌습니다.

인체상식 33가지

1. 피는 하루에 2,000번 온몸을 순환한다. 체중 70킬로그램 기준으로 피의 양은 약 5.2리터이다.

2. 인체의 핏줄은(동맥, 정맥, 모세혈관의 총길이) 120,000킬로미터이다. 경부고속도로가 왕복 900킬로미터니까, 133번 왕복할 수 있는 길이다. 지구 둘레가 40,008킬로미터니까 지구를 3바퀴 돌 수 있는 길이다. 이렇게 긴 핏줄을 이해한다면 피가 맑아야 병이 없고 오래살 수 있다는 것을 이해할 수 있다.

3. 인간은 위와 비장(脾臟=지라)의 50%, 간의 70%, 내장의 80%, 한 개의 폐와 콩팥을 떼어내도 살 수 있다.

4. 자동차를 만드는 데에 13,000개의 부품이, 747제트 여객기를 만드는 데에 3,000,000개의 부속품이, 우주왕복선을 만드는 데에는 5,000,000개의 부속품이 필요하지만 우리 인간의 몸에는 100조 개의 세포 조직이 있고, 25조 개의 적혈구와 250억 개의 백혈구가 있다.

5. 남자의 몸은 60%, 여자의 몸은 54%가 물로 되었기 때문에 대개 여자가 남자보다 술에 빨리 취한다.

6. 지문이 같을 가능성은 64,000,000,000대 1이다. 그러므로 이 세상 사람들의 지문은 모두 다르다.

7. 보통 성인의 맥박은 1분에 70-80번 뛰는데, 조그마한 새의 심장은 1분에 1,000번이 넘게 뛴다.

8. 개미는 자기 몸보다 50배나 무거운 것을 들 수 있고, 벌은 자기보다 300배 더 큰 것을 운반할 수 있는데, 인간으로 보면 10톤짜리 트레일러를 끄는 것과 같다.

9. 남자는 모든 것의 무게가 여자보다 많이 나가지만 단 하나, 예외가 있는데 여자가 지방을 더 많이 가지고 있다. 이것이 여자를 아름답게 만든다.

10. 자궁의 임신기간
    코뿔소: 560일/기린: 410일/낙타: 400일/말: 340일/인간: 266일
    원숭이: 237일/염소: 151일/개: 63일/고양이: 60일/토끼: 30일
    쥐: 19일/주머니쥐: 12일

11. 남녀비교

	남자	여자
뇌의 무게	1,417그램	1,276그램
심장의 무게	283그램	227그램
피	5.7리터	5.5리터
수분	60%	54%
뼈	18%	18%
지방	18%	28%
뇌세포수	평균 228억개	평균 193억개

12. 신비하게도 여자들의 관절염은 임신하자마자 모두 사라진다.

13. 피는 물보다 약 6배 진하다.

14. 몸의 열기는 80%가 머리로 빠져나가기 때문에 발을 따뜻하게 하려면 양말을 신는 것보다 모자를 쓰는 것이 더 낫다.

15. 정자의 무게는 난자의 1/750이다.

16. 고환 두개는 25그램인데 오른쪽의 것이 더 크고 무겁다. 이렇게 크기와 높낮이가 다른 것은 서로 충돌의 위험을 배재하기 위함이다.

17. 장기의 무게

뇌: 1.4킬로그램/심장: 130그램/간: 1.4킬로그램/지라: 198그램

고환 2개: 25그램/난소: 7그램/자궁: 60그램/유방 2개: 100그램

이자: 82그램/뼈: 9킬로그램/폐 양쪽: 900그램/췌장: 85그램

신장 2개: 290그램/방광: 1.1킬로그램

18. 오른쪽 유방은 왼쪽 유방보다 약간 작다.

19. 알코올 중독자인 여자가 아이를 낳으면 보통 아기의 평균 몸무게의 반밖에 되지 않고 키도 20% 정도 작다. 또 지능지수도 85를 넘지 못한다. 머리의 크기도 몹시 작으며 얼굴, 팔다리 등이 몹시 비정상이 된다. 성장할 때도 다른 아이들보다 성장이 느리고 운동 능력도 떨어진다.

20. 만약 맥주를 마시며 구두를 닦고 있다면 병이 들거나 심하면 죽을 수도 있다. 구두약 속의 니트로 벤젠은 인간의 피부에 쉽게 흡수되는 독성이 있어서 폐에 들어가거나 음식물에 섞어 섭취되면 매우 위험하다. 맥주는 니트로 벤젠의 체내 침투를 돕는다고 한다.

21. 우리의 몸을 구성하고 있는 성분들

물: 61.8%/단백질: 16.6%/지방: 1.49%/질소: 3.3%/칼슘: 1.81%

인: 1.19%/칼륨: 0.24%/염분: 0.17%/마그네슘: 0.041%

철분: 0.0075%/아연: 0.0028%/구리: 0.00015%/망간: 0.00013%

옥소: 0.00004%/기타: 0.10082%

22. 꿀 속에는 철, 구리, 망간, 규소, 염화칼륨, 나트륨, 인, 알루미늄, 마그네슘 등이 들어 있어 영양 덩어리이다.

23. 우리가 실제로 마실 수 있는 물은 지구에 있는 물의 0.009%밖에 안 된다. 97%가 바닷물이고 2%는 얼음과 눈이다.

24. 길이로 본 인체
입~식도: 45cm/위장: 27cm/소장: 6m/대장: 1.5m
십이지장: 23cm/입~항문 총길이: 8.5m

25. 여자의 난자는 인체에서 가장 큰 세포이다. 정자는 난자의 85,000분의 1크기이다. 정자를 희석하여 튜브에 넣고 미세한 전류를 흐르게 하면 음극에 X정자, 양극에 Y정자가 모인다. 이 원리로 남녀 조절이 가능하나 법으로 금지되어 있다.

26. 포유류라고 해서 모두 월경을 하는 것은 아니다. 월경은 수태를 하기 위해 준비된 태반이 임신이 되지 않았을 때 일어난 것이므로 태생이 포유류라면 모두 월경이 있을 것이라고 생각하는 사람이 많다. 그러나 포유류 가운데 월경을 하는 것은 사람과 원숭이뿐이다.

27. 소화란 강한 산성과 알칼리성 사이의 위태로운 평형 작용이라 할 수 있다. 위산은 아연을 녹여버릴 정도로 강하지만 위장에서 분비되는 알칼리성 분비물이 위벽이 녹지 않도록 막아준다. 그런데도 위벽을 이루는 500,000개의 세포들이 매분 죽어서 새 세포들로 대치된다. 3일마다 위벽 전체가 새것으로 바뀌는 것이다. 이 위산은 바이오 리듬에 의해 일정한 시간(대개 아침, 점심, 저녁 때이다)에 분비되는데 이때에 식사를 하지 않으면 배가 고픈 것을 느끼는데 이것은 위벽이 상하고 있다는 신호이다.

28. 아이들은 깨어 있을 때보다 잘 때 더 많이 자란다.

29. 갓 태어난 아기를 아무도 만져 주지 않으면 성장하지 않을 뿐만 아니라 때로는 죽기도 한다. 그래서 요즘 병원에서는 시간을 나누어 교대로 간호사들이 갓 태어난 아기를 안아준다.

30. 성인의 보통 머리카락 숫자는 10만 개이다. 수염은 3만 개, 잔털은 30만 개이다. 머리카락의 성분은 아미노산, 탄소 50%, 산소 20%, 질소 18%, 수소 7%이다.

31. 여자가 아기를 출산할 때는 자궁입구가 평소 때보다 500배나 크게 열린다.

32. 콜레스테롤은 인간의 몸에 해로운 것으로 알려져 있는데 사실은 음식물 안의 지방을 녹이고, 호르몬과 세포의 구성 성분이 되는 등 생리작용에서 생화학적으로 아주 중요하다. 콜레스테롤을 너무 많이 섭취하면 간에 부담을 주고, 혈관 속에서 산화되면 혈관을 막아 사람을 죽게 하기도 하지만 우리 몸에서 필수불가결한 요소이다. 동맥경화를 일으키는 것은 콜레스테롤이 아니라 산화콜레스테롤이다.

33. 우리의 키는 저녁 때보다 아침의 키가 0.8센티미터 정도 크다. 낮 동안 우리가 서 있거나 앉아 있을 때 척추에 있는 물렁한 디스크 뼈가 몸무게로 인해 납작해지기 때문이다. 밤에는 다시 늘어난다.

아로니아와 자연치유

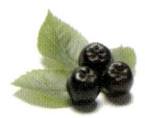